金匮集萃

(金匮要略口袋书)

张丽艳　曲道炜　石　磊　主编

北方联合出版传媒（集团）股份有限公司
辽宁科学技术出版社

图书在版编目（CIP）数据

金匮集萃：金匮要略口袋书／张丽艳，曲道炜，石磊主编. -- 沈阳：辽宁科学技术出版社，2024. 9.

ISBN 978-7-5591-3811-8

Ⅰ. R222. 39

中国国家版本馆 CIP 数据核字第 20242SC166 号

出版发行：辽宁科学技术出版社
（地址：沈阳市和平区十一纬路 25 号　邮编：110003）
印 刷 者：辽宁新华印务有限公司
经 销 者：各地新华书店
幅面尺寸：100mm×140mm
印　　张：4. 625
字　　数：170 千字
出版时间：2024 年 9 月第 1 版
印刷时间：2024 年 9 月第 1 次印刷
责任编辑：丁　一
封面设计：刘冰宇
版式设计：袁　舒
责任校对：闻　通

书　　号：ISBN 978-7-5591-3811-8
定　　价：38. 00 元

编辑电话：024-23284363
邮购热线：024-23284502
E-mail：191811768@qq. com

编委会

主　编　张丽艳　曲道炜　石　磊

副主编　薛　玲　范继东　李思佳　王子薇
　　　　　杨　丽　于　敏　佟晓哲

编　委　于世坤　刘　君　王丽敏　张嘉禾
　　　　　徐　航　王艺锦　金　虹　燕　燕

前 言

《金匮要略》是中医经典著作之一，也是中国现存最早的有关中医杂病诊疗的专著，历来为研习中医所必读必背的书籍。但由于成书年代久远，原文医理幽深，该书也成为中医学习者、临床医生较难记诵和掌握的古籍。为此我们编纂此书，作为《金匮要略》学习的口袋书，编写中突出《金匮要略》原文的实用性与学习方便性，力求将《金匮要略》原文中最精粹的部分用最简单、最方便的形式归纳总结，通过口袋书的方式呈现给读者，便于学习记忆。具体编写特色如下：

1. 本书以元代邓珍版本《金匮要略方论》为蓝本，与主流教材同步，按原文分篇顺序编排。

2. 原文全部加粗并参照中国中医药出版社《中医经典必读》《中医经典能力等级考试指南》等权威书籍划定重点原文用加※的方式标出，提醒读者重点记忆。有附方的篇章仅列附方的原文。

3.【原文】后附【提要】，对条文内容简单总结归纳，突出病机、主症及辨证要点、治法等，并对特殊字词进行简要解释，放在【词解】下。涉及方证的条文后附【方药】的原文，通过【方解】简单总结出组方的大致配伍，尤其是特殊的药对配伍。

4. 涉及方证的条文最后附有【方歌】，系本书编写人员根据原文、方证病机、辨证要点、治法等自行编写，也是本书的主要特色之一，并在书后汇总，以方便随身携带、随时检用。

中医经典源远流长，中医药传承任重道远，愿本书能为中医学生和临床工作者学习《金匮要略》打开方便之门。由于编者水平有限，难免有疏漏和不当之处，请读者见谅。

编者

2024年9月

目 录

脏腑经络先后病脉证第一

【原文】问曰：上工治未病，何也？师曰：夫治未病[①]者，见肝之病，知肝传脾，当先实脾[②]，四季脾王[③]不受邪，即勿补之。中工不晓相传，见肝之病，不解实脾，惟治肝也。(第1条第一段) ※

【提要】本段以肝实证治疗为例论述治未病的含义。

【词解】①治未病：治疗未病的脏腑，指已病防传，既病防变。②实脾：使脾脏充实，即调补脾脏之义。③四季脾王：王，通“旺”。一年四季每季季末18天为脾土所主，脾气当旺。可引申理解为一年四季脾气都很健旺之义。

【原文】夫肝之病，补用酸，助用焦苦，益用甘味之药调之。酸入肝，焦苦入心，甘入脾。脾能伤[①]肾，肾气微弱，则水不行；水不行，则心火气盛，则伤肺；肺被伤，则金气不行；金气不行，

则肝气盛，故实脾，则肝自愈，此治肝补脾之要妙也。肝虚则用此法，实则不在用之。（第1条第二段）※

【提要】本段承上段以肝虚证为例说明治疗当虚实异治，即肝实证当用泻肝顾脾之法治疗，肝虚证当以酸甘焦苦、调补助益之法治疗。本段中“酸入肝……此治肝补脾之要妙也”，后世多认为是衍文。

【词解】①伤：此为制约之义。

【原文】经曰：虚虚实实①，补不足，损有余，是其义也。余脏准此②。（第1条第三段）※

【提要】本段对前两段肝实证和肝虚证的虚实异治进行总结，提出杂病总的治疗原则首先应先辨虚实，分而治之。虚则补之，实则泻之。

【词解】①虚虚实实：使虚证更虚，使实证更实。这里强调要分清虚实，不要犯虚虚实实之戒。②准此：以此为准。

【原文】夫人禀五常①，因风气而生长，风气虽能生万物，亦能害万物，如水能浮舟，亦能覆

舟。若五脏元真通畅，人即安和，客气邪风，中人多死。千般疢难[②]，不越三条：一者，经络受邪，入脏腑，为内所因也；二者，四肢九窍，血脉相传，壅塞不通，为外皮肤所中也；三者，房室、金刃、虫兽所伤，以此详之，病由都尽。（第2条第一段）※

【提要】本段论述疾病发病的外因、内因和发病途径。外因是六淫病邪，即自然界的风气；内因为人体正虚，受邪气侵犯。发病途径有三条：一为正气不足时，病由肌表向体内深入发展；二为正气尚足时，抗邪于外，病在肌表；三为特殊发病途径。

【词解】①五常：即五行。②疢（chèn）难：灾难，此指疾病。

【原文】若人能养慎[①]，不令邪风干忤[②]经络，适中经络，未流传脏腑，即医治之；四肢才觉重滞，即导引、吐纳、针灸、膏摩，勿令九窍闭塞；更能无犯王法、禽兽灾伤；房室勿令竭乏，服食节其冷、热、苦、酸、辛、甘，不遗形体有衰，

病则无由入其腠理。腠者，是三焦通会元真之处，为血气所注；理者，是皮肤脏腑之文理[3]也。（第2条第二段）※

【提要】本段论述未病先防与有病早治的预防医学思想。

【词解】①养慎：内养正气，外避邪气。②干忤：侵袭。③文理：通“纹理”。

【原文】问曰：病人有气色见于面部，愿闻其说。师曰：鼻头色青，腹中痛，苦冷者死。鼻头色微黑色，有水气。色黄者，胸上有寒；色白者，亡血也。设微赤，非时者，死；其目正圆者，痉，不治。又色青为痛，色黑为劳，色赤为风，色黄者便难，色鲜明者，有留饮。(3)

【提要】本条分别从望气色、望鼻头、望目等举例论述面部望诊的应用。

【原文】师曰：病人语声寂然[1]，喜惊呼者，骨节间病；语声喑喑然不彻[2]者，心膈间病；语声啾啾然[3]细而长者，头中病。(4)

【提要】本条举例论述闻诊（闻声音）的

应用。

【词解】①寂然：安静无语。②喑（yīn）喑然不彻：语声低微而不清澈。③啾（jiū）啾然：声音细小而长。

【原文】师曰：息[1]摇肩者，心中坚；息引胸中上气者，咳；息张口短气者，肺痿唾沫。(5)

【提要】本条通过察呼吸、望形态举例论述四诊合参的应用。

【词解】①息：指呼吸。

【原文】师曰：吸而微数，其病在中焦，实也，当下之即愈，虚者不治。在上焦者，其吸促；在下焦者，其吸远，此皆难治。呼吸动摇振振者，不治。(6)

【提要】本条论述通过望呼吸辨别病位、判断预后的应用。

【原文】师曰：寸口脉动者，因其王时而动，假令肝旺色青，四时各随其色。肝色青而反白，非其时色脉，皆当病。(7)

【提要】本条论述脉象与四时五色相结合的

诊病方法。

【原文】问曰：有未至而至，有至而不至，有至而不去，有至而太过，何谓也？师曰：冬至之后，甲子①夜半少阳起，少阳之时阳始生，天得温和。以未得甲子，天因温和，此为末至而至也；以得甲子而天未温和，为至而不至也；以得甲子而天大寒不解，此为至而不去也；以得甲子而天温如盛夏五六月时，此为至而太过也。(8)

【提要】本条论述反常气候的致病因素。正常节令与气候相应，若太过或不及，均会引起疾病发生。

【词解】①甲子：即一个甲子，六十日。

【原文】师曰：病人脉浮者在前，其病在表；浮者在后，其病在里，腰痛背强不能行，必短气而极①也。(9)

【提要】本条举例论述脉象主病随部位不同而有所差异。

【词解】①极：疲惫乏力。

【原文】问曰：经云："**厥阳①独行**"，何谓

也？师曰：此为有阳无阴，故称厥阳。(10)

【提要】 本条论述厥阳独行的病机。以此为例说明阴阳失和为杂病总的病机。

【词解】 ①厥阳：厥，上逆。厥阳即阳气上逆。

【原文】 师曰：寸脉沉大而滑，沉则为实，滑则为气，实气相搏，血气入脏即死，入腑即愈，此为卒厥[①]。何谓也？师曰：唇口青，身冷，为入脏[②]，即死；如身和，汗自出，为入腑，即愈。(11)

【提要】 本条论述卒厥的病机和预后。

【词解】 ①卒（cù）厥：突然昏倒、不省人事的病症。卒，通"猝"。②入脏、入腑：指病位的深浅和阴阳气血逆乱的程度轻重。

【原文】 问曰：脉脱[①]，入脏即死，入腑即愈，何谓也？师曰：非为一病，百病皆然。譬如浸淫疮，从口起流向四肢者，可治；从四肢流来入口者，不可治。病在外者可治，入里者即死。(12)

【提要】 本条以判断脉脱预后为例，举脉而略症，是承上条卒厥一症，阐述综合脉症判断疾病预后的一般规律。

【词解】①脉脱：指脉象隐伏而不见。

【原文】问曰：阳病[①]十八，何谓也？师曰：头痛，项、腰、脊、臂、脚掣痛。阴病十八，何谓也？师曰：咳、上气、喘、哕、咽[②]、肠鸣、胀满、心痛、拘急。五脏病各有十八，合为九十病；人又有六微[③]，微有十八病，合为一百八病。五劳[④]、七伤[⑤]、六极[⑥]、妇人三十六病[⑦]，不在其中。（第13条第一段）

【提要】本段论述疾病的分类。

【词解】①阳病、阴病：外表经络疾病属阳病，内在脏腑疾病属阴病。②咽（yē）：即噎，咽中梗塞。③六微：即六腑。④五劳：指《素问·宣明五气》和《灵枢·九针》篇中提到的“久视伤血，久卧伤气，久坐伤肉，久立伤骨，久行伤筋”。⑤七伤：指《诸病源候论·虚劳候》中提到的大饱伤脾，大怒气逆伤肝，强力举重、久坐湿地伤肾，形寒饮冷伤肺，忧愁思虑伤心，风雨寒暑伤形，大恐惧不节伤志。另《金匮要略·血痹虚劳病脉证并治第六》中提到食伤、忧伤、饮伤、房室伤、肌伤、劳伤、经络荣卫气伤，亦属七伤。⑥六极：指气极、血极、筋极、骨极、肌极、精极。极是极度劳损的意思。⑦妇人三十六病：《诸病源候论·带下三十六疾候》指十二癥、九痛、七害、五伤、三痼。

【原文】**清邪①居上，浊邪居下，大邪中表，小邪中里，槃饪之邪，从口入者，宿食也。五邪中人，各有法度。风中于前，寒中于暮，湿伤于下，雾伤于上。风令脉浮，寒令脉急，雾伤皮腠，湿流关节，食伤脾胃，极寒伤经，极热伤络。**（第13条第二段）

【提要】本段论述雾、湿、风、寒、宿食五种病邪致病的一般规律。

【词解】①清邪、浊邪、大邪、小邪、槃(gǔ)饪之邪：清邪指雾露之邪，浊邪指湿邪，大邪指风邪，小邪指寒邪，槃饪之邪指饮食停积。槃，同“穀”，即“谷”，也有作“馨”。

【原文】**问曰：病有急当救里救表者，何谓也？师曰：病，医下之，续得下利清谷不止，身**

体疼痛者，急当救里；后身体疼痛，清便[①]自调者，急当救表也。（14）

【提要】本条论述表里同病时的先后缓急治疗原则。一般情况下，先表后里，此为常法；若里证紧急，则先里后表，此为变法；若表里证相互关联，亦可表里同治，此为兼治之法。

【词解】①清便："清"，通"圊"，指厕所。清便指排便。

【原文】夫病痼疾[①]，加以卒病[②]，当先治其卒病，后乃治其痼疾也。（15）※

【提要】本条论述新久同病时的先后缓急治疗原则。当先治起病急但病根轻浅的卒病，后治病势缓但根深蒂固的久病。

【词解】①痼疾：难治的久病。②卒（cù）病：突然发生的新病。

【原文】师曰：五脏病各有所得者[①]愈，五脏病各有所恶[②]，各随其所不喜者为病。病者素不应食，而反暴思之，必发热也。（16）※

【提要】本条论述疾病饮食与调护的一般原

则。临床应根据五脏的喜恶安排患者的饮食和居处，并根据喜恶变化判断预后。

【词解】①所得者：与患者适应的饮食居处。②所恶：患者所厌恶的饮食居处。

【原文】夫诸病在脏，欲攻之，当随其所得[1]而攻之。如渴者，与猪苓汤。余皆仿此。(17) ※

【提要】本条举猪苓汤证之例论述审因论治的杂病治疗原则。即辨治体内的杂病，应抓住痰、血、水、食等有形病邪，随证治之。

【词解】①所得：所依附的意思，指所依附的有形病邪。

痉湿暍病脉证第二

【原文】太阳病，发热无汗，反恶寒者，名曰刚痉。(1)

太阳病，发热汗出，而不恶寒，名曰柔痉。(2)

【提要】此两条论述刚痉与柔痉的证候与鉴别。刚痉以太阳伤寒为基本病机，柔痉以太阳中风为基本病机，因此刚痉与柔痉均有发热、恶寒或恶风，主要区别在于无汗还是有汗。

【原文】太阳病，发热，脉沉而细者，名曰痉，为难治。(3)

【提要】本条论述太阳痉病预后。

【原文】太阳病，发汗太多，因致痉。(4)

夫风病，下之则痉，复发汗，必拘急。(5)

疮家，虽身疼痛，不可发汗，汗出则痉。(6)

【提要】此三条论述误用汗下伤津而成痉病，提示导致痉病的直接原因是津液损伤，筋脉失养。

【原文】 **病者身热足寒，颈项强急，恶寒，时头热，面赤，目赤，独头动摇，卒口噤①，背反张者②，痉病也。若发其汗者，寒湿相得，其表益虚，即恶寒甚；发其汗已，其脉如蛇③。(7)**

【提要】 此条论述痉病的临床主症，见颈项强急、卒口噤、背反张。兼有太阳病时可伴随发热、恶寒等表现，兼有阳明病时可伴随头热、面赤、目赤等表现。

【词解】 ①卒（cù）口噤：突然牙关紧闭。②背反张：背部筋脉拘急，甚至角弓反张。③其脉如蛇：痉病误用汗法后出现沉伏不利的脉象。

【原文】 **暴腹胀大者，为欲解，脉如故，反伏弦者，痉。(8)**

【提要】 此条承前条论述痉病预后。

【原文】 **夫痉脉，按之紧如弦，直上下①行。(9)**

【提要】 此条论述痉病发作的脉象。痉病发作时脉象紧而弦，且在寸关尺见同一脉象，体现出筋脉拘挛的征象。

【词解】 ①上下：关脉上下，即寸关尺三部。

【原文】痉病有灸疮，难治。(10)

【提要】此条同前论述痉病预后。

【原文】太阳病，其证备，身体强，几几然[1]，脉反沉迟，此为痉，栝蒌桂枝汤主之。(11) ※

【提要】此条论述柔痉的证治。柔痉的基本病机是太阳中风，汗出津伤，筋脉失养。故见太阳中风的一般见症，包括发热、汗出、恶风等；还见到因汗出过多，筋脉失养的脉象沉迟无力、身体强直、转侧不利的表现。故以栝蒌桂枝汤解肌祛风，生津缓急。

【词解】①几几（shū）然：几，也有念作 jǐn 或 jī 的，本指小鸟羽翼未丰，伸颈欲飞而不能。此指患者身体强急，转侧俯仰不能自如。

【方药】栝蒌桂枝汤方：

栝蒌根二两　桂枝三两　芍药三两　甘草二两　生姜三两　大枣十二枚

上六味，以水九升，煮取三升，分温三服，取微汗。汗不出，食顷[1]，啜热粥发之。

【词解】①食顷：约一顿饭的时间。

【方解】 本方以桂枝汤调和营卫、解肌祛风，以栝蒌根生津缓急、舒缓筋脉。

【方歌】

金匮栝蒌桂枝汤，柔痉身体几几强，

太阳证备脉沉迟，解肌舒筋效用昌。

【原文】太阳病，无汗而小便反少，气上冲胸，口噤不得语，欲作刚痉，葛根汤主之。(12) ※

【提要】 此条论述欲做刚痉的证治。刚痉起于太阳伤寒，营卫郁滞，筋脉失养，故见太阳伤寒一般症状外，还可见到津液运行受阻的小便少、气上冲、口噤无法言语等表现，治用葛根汤以解表散寒，通经达隧。

【方药】 葛根汤方：

葛根四两　麻黄三两（去节）　桂枝二两（去皮）　芍药二两　甘草二两（炙）　生姜三两　大枣十二枚

上七味，㕮咀，以水七升，先煮麻黄、葛根，减二升，去沫，内诸药，煮取三升，去滓，温服一升，覆取微似汗，不须啜粥，余如桂枝汤法将息[①]及禁忌。

【词解】①将息：药后调理。

【方解】葛根汤方以葛根解肌升津，舒缓筋脉，桂枝汤加麻黄发散风寒、开泄表邪而不伤津液。

【方歌】

葛根汤方麻桂枝，芍草姜枣七般施，

欲做刚痉表无汗，口噤项强皆可治。

【原文】**痉为病，胸满口噤，卧不着席[①]，脚挛急[②]，必齘齿[③]，可与大承气汤。(13)**

【提要】此条论述阳明痉病的证治。本证病机为阳明腑实已成，津液大伤，筋脉失养。故见痞满燥实诸症，以及口噤齘齿、角弓反张、小腿拘急等筋脉拘挛的表现。治以大承气汤釜底抽薪，急下存阴。

【词解】①卧不着席：即角弓反张。②脚挛急：小腿痉挛。③齘（xiè）齿：咀嚼肌痉挛，牙齿摩擦发出声响。

【方药】大承气汤方：

大黄四两（酒洗）　厚朴半斤（炙，去皮）

枳实五枚（炙） 芒硝三合

上四味，以水一斗，先煮二物；取五升，去滓，内大黄，煮取二升；去滓，内芒硝，更上火微一二沸，分温再服，得下止服。

【方解】 方中大黄酒洗以荡涤积滞、活血通经；芒硝软坚泻下；枳实开痞散结；厚朴行气除满。此为釜底抽薪之法，急下存阴，以防阴液耗竭。

【方歌】

痉病口噤兼胸满，卧不着席脚急挛，
阳明腑实见龂齿，大承气汤可以痉。

【原文】太阳病，关节疼痛而烦，脉沉而细者，此名湿痹①。湿痹之候，小便不利，大便反快②，但当利其小便。(14) ※

【提要】 此条论述湿病利小便的治疗原则。此条病机指内外湿相合而以里湿为主，此时利小便是手段，通阳是目的，里湿得除而表湿随阳气宣通而散。

【词解】 ①湿痹：指内外湿相合而导致的痹

证。②反快：反而泄利便溏。

【原文】湿家之为病，一身尽疼，发热，身色如熏黄也。(15)

【提要】此条论述湿病的一般见症。

【原文】湿家，其人但头汗出，背强，欲得被覆向火。若下之早则哕，或胸满，小便不利，舌上如胎[①]者，以丹田有热，胸上有寒，渴欲得饮而不能饮，则口燥烦也。(16)

湿家下之，额上汗出，微喘，小便利者死；若下利不止者，亦死。(17)

【词解】①舌上如胎：胎，同“苔”。指舌上白滑湿润，似苔非苔。

【提要】此两条论述湿病误用下法的见症和预后。

【原文】风湿相搏，一身尽疼痛，法当汗出而解。值天阴雨不止，医云此可发汗，汗之病不愈者，何也？盖发其汗，汗大出者，但风气去，湿气在，是故不愈也。若治风湿者，发其汗，但微微似欲出汗者，风湿俱去也。(18) ※

【提要】此条论述外感湿病基本的治法，即微汗法。湿性黏滞，虽外感湿邪当用汗法，但峻汗易致风祛湿存，且伤阳气阴津，病不能愈；需用微汗之法，使阳气缓慢布散肌表，腠理得开，风湿得散，正气不伤。

【原文】**湿家病，身疼发热，面黄而喘，头痛鼻塞而烦，其脉大，自能饮食，腹中和无病，病在头中寒湿，故鼻塞，内药鼻中①则愈。(19)**

【提要】此条论述湿家头中寒湿的治法。寒湿中于头面，时日虽久，并未累积他处，仅见头痛鼻塞而烦，故用就近给药纳药鼻中的方法即可，以宣泄寒湿。后世常用辛夷散等。

【词解】①内药鼻中：内，通“纳”，即于鼻孔中塞入药物。

【原文】**湿家身烦疼，可与麻黄加术汤，发其汗为宜，慎不可以火攻之。(20)** ※

【提要】本条论述湿病寒湿在表的证治。寒湿痹着肌表，经络受阻，故见身烦疼，伴发热、恶寒、无汗等症，治以辛温散寒、微汗除湿的麻黄加术汤。

【方药】麻黄加术汤方：

麻黄二两（去节） 桂枝二两（去皮） 甘草一两（炙） 杏仁七十个（去皮尖） 白术四两

上五味，以水九升，先煮麻黄，减二升，去上沫，内诸药，煮取二升半，去滓，温取八合，覆取微似汗。

【方解】本方以麻黄汤辛温发汗，散寒祛湿；加白术健脾除湿以顾内。方中麻黄与白术的配伍非常关键，麻黄得术，虽发汗而不致过汗，术得麻黄，能并行表里之湿。

【方歌】

麻黄加术金匮方，寒湿痹表烦疼僵，
体痛无汗火攻慎，微汗祛湿功效彰。

【原文】**病者一身尽疼，发热，日晡所[①]剧者，名风湿。此病伤于汗出当风，或久伤取冷所致也。可与麻黄杏仁薏苡甘草汤。(21)** ※

【提要】本条论述湿病风湿在表的病因和证

治。风湿袭表，日久化热，见表有一身尽疼，里有发热日晡所加重的风湿兼湿热之象，治以麻杏薏甘汤解表祛湿，轻清宣化。

【词解】 ①日晡（bū）所：申时，15—17点，也有认为是傍晚左右。

【方药】 麻黄杏仁薏苡甘草汤方：

麻黄（去节）半两（汤泡）　甘草一两（炙）　薏苡仁半两　杏仁十个（去皮尖，炒）

上锉麻豆大，每服四钱匕，水盏半，煮八分，去滓，温服。有微汗，避风。

【方解】 方中药仅四味，且用量极轻。方中麻黄半两，经汤泡后去其剽悍峻散之性，而取其轻宣透表之效；炙甘草护中扶正，使微发其汗；杏仁宣畅肺气；薏苡仁渗利中焦，缓急止痛。

【方歌】

金匮麻杏苡甘汤，发热身痛日晡昌，

汗出当风久取冷，风湿化热轻宣方。

【原文】风湿，脉浮，身重，汗出，恶风者，防己黄芪汤主之。(22) ※

【提要】本条论述风湿兼有气虚的证治。风湿在表，则见身尽疼的主症；兼有卫表气虚，则见脉浮、身重、汗出、恶风等症。治以祛风除湿，益卫固表是防己黄芪汤。

【方药】防己黄芪汤方：

防己一两　甘草半两（炒）　白术七钱半　黄芪一两一分（去芦）

上锉麻豆大，每抄五钱匕，生姜四片，大枣一枚，水盏半，煎八分，去滓，温服，良久再服。喘者，加麻黄半两；胃中不和者，加芍药三分；气上冲者，加桂枝三分；下有陈寒者，加细辛三分。服后当如虫行皮中，从腰下如冰，后坐被上，又以一被绕腰以下，温令微汗，差[①]。

【词解】①差：通“瘥”，病愈的意思。

【方解】方中防己祛风除湿利水；黄芪益卫实表而托汗畅行；白术配黄芪增强固表益气之功，配防己加强祛湿行水之功；草、姜、枣调和营卫，调和脾胃。全方共奏祛风行水不伤正气，益卫实表不留病邪的功效。方后的加减体现了仲景“观其脉证，知犯何逆，随证治之”的思想。

【方歌】

防己黄芪是良方，白术甘草枣生姜，

恶风汗出身肿重，风湿表虚服之康。

【原文】伤寒八九日，风湿相搏，身体疼烦，不能自转侧，不呕不渴，脉浮虚而涩者，桂枝附子汤主之；若大便坚，小便自利者，去桂加白术汤主之。(23) ※

【提要】本条论述湿病风湿兼阳虚的证治。病机属风湿留恋在表，阳气不振。主症见伤寒八九日不解，身体疼烦，转侧不利，不呕不渴，脉浮虚而涩，伴见小便不利，大便反快。治以祛风除湿，温经助阳的桂枝附子汤；服后风邪已祛，湿邪尚留，治以温经助阳、除湿止痛的白术附子汤(即去桂加白术汤)。

【方药】桂枝附子汤方：

桂枝四两（去皮）　生姜三两（切）　附子三枚（炮去皮，破八片）　甘草二两（炙）　大枣十二枚（擘）

上五味，以水六升，煮取二升，去滓，分温三服。

白术附子汤方：

白术二两　附子一枚半（炮去皮）　甘草一两（炙）　生姜一两半（切）　大枣六枚

上五味，以水三升，煮取一升，去滓，分温三服。一服觉身痹，半日许再服，三服都尽，其人如冒状①，勿怪，即是术、附并走皮中逐水气，未得除故耳。

【词解】①如冒状：即头晕眼花。此为服药后的瞑眩反应。

【方解】桂枝附子汤即桂枝汤去白芍加附子，取桂枝汤祛风解肌以散风湿，去芍药是防其敛湿，加附子以振奋阳气，助阳化湿。白术附子汤是桂枝附子汤去桂枝加白术，且减量至一半，助阳化湿止痛，治疗风祛湿存以善后。

【方歌】

桂枝附子治风湿，桂枝去芍附子施，

身痛转难脉虚涩，湿伤阳气岂不知。

白术附子温经寒，姜枣甘草同入煎，

风祛湿存身困重，健脾祛湿中焦暖。

【原文】风湿相搏，骨节疼烦，掣痛不得伸屈，近之则痛剧，汗出短气，小便不利，恶风不欲去衣，或身微肿者，甘草附子汤主之。(24) ※

【提要】本条论述湿病风湿两盛兼表里阳虚重证的证治。病机属风湿俱盛，表里阳气俱虚。主症见骨节疼烦，掣痛不得屈伸，近之则痛剧；伴见汗出、恶风不欲去衣的表阳虚症状，短气、小便不利，或身微肿的里阳虚症状。治以温经助阳，祛风化湿的甘草附子汤。

【方药】甘草附子汤方：

甘草二两（炙）　白术二两　附子二枚（炮，去皮）　桂枝四两（去皮）

上四味，以水六升，煮取三升，去滓，温服一升，日三服。初服得微汗则解。能食，汗出复烦者，服五合，恐一升多者，取六、七合为妙。

【方解】此方以甘草、附子配伍为主，敛药缓急，健脾扶正，并取桂枝附子汤、白术附子汤两方中的主要药对桂、附和术、附以振奋阳气，祛风除湿。更在方后强调缓服，以求微汗。

【方歌】

仲景甘草附子汤，桂附术附同入尝，

表里阳虚风湿盛，疼烦掣痛骨节伤。

【原文】太阳中暍[①]，发热恶寒，身重而疼痛，其脉弦细芤迟。小便已，洒洒然毛耸[②]，手足逆冷；小有劳，身即热，口开，前板齿燥。若发其汗，则其恶寒甚；加温针，则发热甚；数下之，则淋甚。(25)

【提要】本条论述中暍得脉症及误治后的变证。

【词解】①中暍（yē）：感受暑邪。②洒洒然毛耸：洒淅恶寒，毛发耸立。

【原文】太阳中热者，暍是也。汗出恶寒，身热而渴，白虎加人参汤主之。(26)

【提要】本条论述暍病暑邪挟热伤津的证治。伤暑热盛，气津两伤，症见汗出恶寒，身热而渴，伴见心烦溲赤、倦怠少气、脉虚等，治以白虎加人参汤，以清热益气生津。

【方药】白虎加人参汤方：

知母六两 石膏一斤（碎） 甘草二两 粳米六合 人参三两

上五味，以水一斗，煮米熟汤成，去滓，温服一升，日三服。

【方解】白虎加人参汤为白虎汤加入人参组成，其中白虎汤清透暑热之邪，人参生津益气。

【方歌】

白虎汤加人参剂，清热生津又益气，

身热汗出口燥渴，暑热脉洪按无力。

【原文】**太阳中暍，身热疼重，而脉微弱，此以复月伤冷水，水行皮中所致也。一物瓜蒂汤主之。**(27)

【提要】本条论述暍病伤暑湿盛的证治。

【方药】一物瓜蒂汤方：

瓜蒂二十个

上锉，以水一升，煮取五合，去滓，顿服。

【方解】方中仅瓜蒂一味药物，瓜蒂苦泄，能发表汗，汗出热泄，病自当愈。药量大且顿服，则药力集中，取效迅速。

【方歌】

太阳中暍暑湿著，身热疼重脉微弱，

夏月伤冷水行皮，一物瓜蒂功效硕。

百合狐蜮阴阳毒病证治第三

【原文】论曰：百合病者，百脉一宗①，悉致其病也。意欲食复不能食，常默默，欲卧不能卧，欲行不能行，饮食或有美时，或有不用闻食臭②时，如寒无寒，加热无热，口苦，小便赤，诸药不能治，得药则剧吐利，如有神灵者，身形如和③，其脉微数。(第1条第一段) ※

【提要】本段论述百合病的病因病机与证候。百合病病机为心肺阴虚内热，百脉受累，百脉合病。主症见精神恍惚，常默默，饮食、行为、感觉失调等异常情志表现，以及口苦、小便赤、脉微数等阴虚内热表现。

【词解】①百脉一宗：百脉，指全身血脉。宗，根本，此指心肺。心肺为百脉之宗，心肺阴虚内热，则百脉受累，证候百出。②食臭（xiù）：饮食的气味。③身形如和：患者看上去貌似无明显病态。

【原文】**每溺[①]时头痛者，六十日乃愈；若溺时头不痛，淅然[②]者，四十日愈；若溺快然，但头眩者，二十日愈。其证或未病而预见，或病四五日而出，或病二十日，或一月微见者，各随证治之。**(第1条第二段)

【提要】本段论述百合病的发病、预后和治疗原则。

【词解】①溺（niào）：同“尿”，小便。②淅然：怕风、寒栗之状。

【原文】**百合病发汗后者，百合知母汤主之。**(2)

【提要】本条论述百合病误汗后的治法。百合病因寒热之象误作表证发汗后，阴液更伤，燥热更甚。以百合知母汤养阴清热，润燥除烦。

【方药】百合知母汤方：

百合七枚（擘）　知母三两（切）

上先以水洗百合，渍一宿，当白沫出，去其水，更以泉水二升，煎取一升，去滓；别以泉水二升，煎知母，取一升，去滓；后合和，煎取一升五合，分温再服。

【方解】方中仍以百合为主药，配知母养阴清热，除烦润燥，并以泉水煎药增强清热安神之功。

【方歌】

百合知母养阴方，泉水加入润燥良，

百合误汗热烦渴，宁心润肺神安康。

【原文】百合病下之后者，滑石代赭汤主之。(2)

【提要】此条论述百合病误下后的治法。百合病因饮食症状误用攻下后，津液更伤，内热更重，胃气更伤而和降失常，以滑石代赭汤清养心肺，和胃降逆。

【方药】滑石代赭汤方：

百合七枚（擘）　滑石三两（碎，绵裹）　代赭石如弹丸大枚（碎，绵裹）

上先以水洗百合，渍一宿，当白沫出，去其水，更以泉水二升，煎取一升，去滓；别以泉水二升，煎滑石、代赭，取一升，去滓；后合和重煎，取一升五合，分温服。

【方解】此方仍以百合为主药，滑石、泉水以清热，加代赭石重镇降逆和胃。

【方歌】

百合滑石代赭汤，百合下后气逆伤，

小便短涩兼呕恶，口渴神恍热烦张。

【原文】**百合病吐之后者，百合鸡子汤主之。**(4)

【提要】此条论述百合病误吐后的治法。百合病误行吐法后，阴伤更甚，胃气不和，以百合鸡子汤宁心润肺，和胃安神。

【方药】百合鸡子汤方：

百合七枚（擘）　鸡子黄一枚

上先以水洗百合，渍一宿，当白沫出，去其水，更以泉水二升，煎取一升，去滓，内鸡子黄，搅匀，煎五分，温服。

【方解】方中仍以百合为主，养阴清热，宁心润肺，加鸡子黄滋阴润燥，安神和胃。

【方歌】

百合鸡子汤方好，滋肺养胃脏气保，

误吐心悸胃虚烦，或见风动手足扰。

【原文】百合病不经吐、下、发汗，病形如初者，百合地黄汤主之。(5) ※

【提要】此条论述百合病的正治法。百合病由心肺阴虚内热，百脉合病，主症详见第1条，治当养阴清热，宁心润肺，方用百合地黄汤。

【方药】百合地黄汤方：

百合七枚（擘） 生地黄汁一升

上以水洗百合，渍一宿，当白沫出，出其水，更以泉水二升，煎取一升，去滓，内地黄汁，煎取一升五合，分温再服。中病，勿更取。大便当如漆。

【方解】此方以百合为君药，清心润肺安神；生地黄取汁滋肾水、养心阴、清血热；更用泉水下热气、利小便。药后大便色黑为服用地黄汁所致。

【方歌】

仲景百合地黄汤，百合病中基础方，

宁心润肺又滋肾，如有神灵精神恍。

【原文】**百合病一月不解，变成渴者，百合洗方主之。(6)**

【提要】此条论述百合病经久变口渴的证治。百合病日久，阴虚内热更甚，表现口渴症状尤为突出，当在内服百合地黄汤基础上，外用百合洗方内外合治。

【方药】百合洗方：

上以百合一升，以水一斗，渍之一宿，以洗身。洗已，食煮饼[①]，勿以盐豉[②]也。

【词解】①煮饼：熟面条或面片。②盐豉：盐豆豉。

【方解】百合洗方以百合渍水洗身，外通皮毛，以助养阴润燥。洗后调养是助胃气、避免耗津增渴。

【方歌】

百合洗方以洗身，百合不解变渴甚，

洗后调养勿盐豉，内外合治效如神。

【原文】**百合病渴不差者，栝蒌牡蛎散主**

之。(7)

【提要】 此条论述百合病渴不差的证治。百合病久渴甚，内服外洗仍不解，加服栝蒌牡蛎散以生津止渴，潜降浮阳。

【方药】 栝蒌牡蛎散方：

栝蒌根 牡蛎（熬）等分

上为细末，饮服方寸匕，日三服。

【方解】 方中栝蒌根生津止渴，牡蛎潜阳益阴，引热下行。

【方歌】

润燥栝蒌牡蛎散，百合洗已口仍干，

阴虚阳浮渴不差，益阴潜阳功独善。

【原文】 百合病变发热者，百合滑石散主之。(8)

【提要】 此条论述百合病变发热的证治。百合病久，里热渐甚，阴液更伤，以百合滑石散养阴清热安神。

【方药】 百合滑石散方：

百合一两（炙） 滑石三两

上为散，饮服方寸匕，日三服。当微利者，止服，热则除。

【方解】方中百合润养心肺，滑石清热利水。方后小便微利止服，是防更伤阴液。

【方歌】

仲景百合滑石散，百合变热小便短，

口渴心烦神不净，滋心润肺功效展。

【原文】百合病见于阴者，以阳法救之；现于阳者，以阴法救之。见阳攻阴，复发其汗，此为逆；见阴攻阳，乃复下之，此亦为逆。(9)

【提要】此条论述百合病的治疗原则。

【原文】狐蜚之为病，状如伤寒，默默欲眠，目不得闭，卧起不安。蚀[①]于喉为蜚，蚀于阴为狐。不欲饮食，恶闻食臭，其面目乍赤、乍黑、乍白。蚀于上部[②]则声喝[③]，甘草泻心汤主之。(10) ※

【提要】此条论述狐蜚病的证治。狐蜚病属中焦湿热蕴毒，上扰下注所致。主症见咽喉及前后二阴蚀烂等特征表现，及湿热内蕴，困脾扰神等一般症状。治疗当以清热解毒，燥湿和中，方用甘草泻心汤。

【词解】①蚀：虫蚀样溃烂，即溃疡。②上部：指咽喉。③声喝（yè）：声音噎塞或嘶哑。

【方药】甘草泻心汤方：

甘草四两　黄芩　人参　干姜各三两　黄连一两　大枣十二枚　半夏半升

上七味，水一斗，煮取六升，去滓，再煎，温服一升，日三服。

【方解】方中以生甘草为主药，配以芩、连苦寒燥湿，姜、夏辛燥化湿，参、枣补脾和中，共奏辛开苦降甘调之功。此方与《伤寒论》甘草泻心汤组成、剂量均同，唯有甘草炮制有生、炙之别。

【方歌】

甘草泻心汤高妙，寒温消补升降调，
伤寒误治呕利痞，金匮狐蜜湿热消。

【原文】**蚀于下部**[①]**则咽干，苦参汤洗之。**(11)
蚀于肛者，雄黄熏之。(12)

【提要】此条论述狐蜜病的外治法。

【词解】①下部：与“肛”对应，指前阴。

【方药】苦参汤方：

苦参一升

以水一斗，煎取七升，去滓，熏洗，目三服。

雄黄熏方：

雄黄

上一味为末，筒瓦二枚合之，烧，向肛熏之。

【方解】苦参、雄黄皆为燥湿解毒杀虫之品。前阴蚀烂以内服甘草泻心汤，配合苦参汤熏洗；后阴蚀烂以内服甘草泻心汤，配雄黄烟熏。

【方歌】

狐蜮熏洗苦参汤，燥湿清热解毒良，

前阴虫蚀咽干痛，亦治阴痒与瘙痒，

若是后阴肛蚀烂，袅袅烟熏雄黄方。

【原文】**病者脉数，无热，微烦，默默但欲卧，汗出，初得之三四日，目赤如鸠眼；七八日，目四眦黑。若能食者，脓已成也，赤豆当归散主之。**(13)

【提要】此条论述狐蜮病酿脓的证治。狐蜮病久，湿热入血，逐渐酿脓，中焦受束反轻，故见食欲恢复。以赤豆当归散清热渗湿，排脓解毒。

【方药】赤豆当归散方：

赤小豆三升（浸令芽出，曝干） 当归三两

上二味，杵为散，浆水服方寸匕，日三服。

【方解】方中赤小豆利湿清热，排脓解毒；当归养血活血；以浆水煎药和中解毒。

【方歌】

赤豆当归浆水尝，清热利湿排脓伤，

狐蜮脓成食欲复，痔疮便血服之康。

【原文】阳毒之为病，面赤斑斑如锦文[①]，咽喉痛，唾脓血，五日可治，七日不可治，升麻鳖甲汤主之。(14)

阴毒之为病，面目青，身痛如被杖[②]，咽喉痛，五日可治，七日不可治，升麻鳖甲汤去雄黄、蜀椒主之。(15)

【提要】此两条论述阳毒及阴毒的证治。阳毒与阴毒皆由感染火热疫毒病邪而起，所不同者，阳毒病机为血分热盛，治法偏清热解毒、凉血散瘀，方用升麻鳖甲汤；阴毒病机为血分瘀阻，治法偏清热解毒，活血散瘀，方用升麻鳖甲汤去雄黄、蜀椒。

【词解】①锦文：文，通纹。锦文指丝织品上的花纹。此指面部红赤色斑。②被杖：受杖刑。形容身体疼痛好像被棍棒击打一样疼痛。

【方药】升麻鳖甲汤方：

升麻二两　当归一两　蜀椒（炒，去汗）一两　甘草二两　鳖甲手指大一片（炙）　雄黄半两（研）

上六味，以水四升，煮取一升，顿服之，老小再服[①]，取汗。

【词解】①老小再服：老人与小孩分两次服。

【方解】方中升麻、甘草清热解毒；鳖甲、当归滋阴散瘀消斑，雄黄、蜀椒解毒散瘀。阳毒用蜀椒、雄黄是以阳从阳，欲其素散；阴毒去此二味是防其耗散阳气。

【方歌】

阳毒升麻鳖甲汤，当归蜀椒草雄黄，

面斑咽痛唾脓血，凉血活血解毒良，
阴毒再去雄黄椒，面青身痛如被杖。

疟病脉证并治第四

【原文】师曰：疟脉自弦，弦数者多热，弦迟者多寒，弦小紧者下之差，弦迟者可温之，弦紧者可发汗、针灸也。浮大者可吐之，弦数者风发①也，以饮食消息②止之。(1)

【提要】此条从脉象论述疟病的病机与基本治法。

【词解】①风发：指感受外邪而发热。②消息：调理。

【原文】病疟，以月一日发，当以十五日愈；设不差，当月尽解；如其不差，当云何？师曰：此结为癥瘕，名曰疟母，急治之，宜鳖甲煎丸。(2) ※

【提要】此条论述疟病的转归、疟母的形成及治疗。疟母为疟病日久不解，正气渐衰，疟邪与痰血结于胁下而形成癥块的一种病症。当用鳖甲煎丸寒温并用，攻补兼施，理气化痰，利湿解毒，祛瘀消癥。

【方药】鳖甲煎丸方：

鳖甲十二分（炙） 乌扇三分（烧） 黄芩三分 柴胡六分 鼠妇三分（熬） 干姜三分 大黄三分 芍药五分 桂枝三分 葶苈一分（熬） 石韦三分（去毛） 厚朴三分 牡丹五分（去心） 瞿麦二分 紫葳三分 半夏一分 人参一分 䗪虫五分（熬） 阿胶三分（炙） 蜂窠四分（炙） 赤硝十二分 蜣螂六分（熬） 桃仁二分

上二十三味，为末，取锻灶下灰一斗，清酒一斛五斗，浸灰，候酒尽一半，着鳖甲于中，煮令泛烂如胶漆，绞取汁，内诸药，煎为丸，如梧子大，空心服七丸，日三服。

【方解】方中鳖甲软坚散结消癥为主药；锻灶下灰祛瘀消积；大黄、赤硝、桃仁、蜣螂、䗪虫、鼠妇、蜂窠、丹皮、紫葳祛瘀解毒消癥；乌扇、葶苈子祛痰利肺气；石韦、瞿麦利水道，清湿热；桂枝、干姜、半夏、厚朴、理气，调寒热；人参、阿胶、芍药补气养血扶正。此方攻补兼施，软坚消癥，为仲景经方中药味最多的方剂。

【方歌】

鳖甲煎射蜣鼠巢，参胶芩柴姜桂芍，
紫葳瞿麦虫硝夏，丹朴葶苇大黄桃，
疟母胁癖久瘀血，软坚消癥功效高。

【原文】**师曰：阴气孤绝，阳气独发，则热而少气烦冤，手足热而欲呕，名曰瘅疟。若但热不寒者，邪气内藏于心，外舍分肉之间，令人消铄脱肉。**(3)

【提要】此条论述瘅（dān）疟的病机及证候。瘅疟指但热不寒的疟病。

【原文】**温疟者，其脉如平，身无寒但热，骨节疼烦，时呕，白虎加桂枝汤主之。**(4) ※

【提要】此条论述温疟的证治。此证属里热炽盛，表有寒邪，故见邪热犯胃时呕、身热，而身微恶寒、骨节疼烦。治当清里热解外寒，以白虎加桂枝汤治之。

【方药】白虎加桂枝汤方：

知母六两　甘草二两（炙）　石膏一斤　粳米二合　桂枝（去皮）三两

上锉，每五钱，水一盏半，煎至八分，去滓，温服，汗出愈。

【方解】 方中白虎汤清里热，加桂枝以解表通行经脉。

【方歌】

白虎桂枝是良方，膏知粳草桂枝帮，

清热通络又止痛，温疟热痹服之爽。

【原文】 疟多寒者，名曰牝疟[①]，蜀漆散主之。(5)

【提要】 此条论述牝疟的证治。

【词解】 ①牝（pìn）疟：牝，雌性的鸟兽，牝疟即寒多热少的疟病。

【方药】 蜀漆散方：

蜀漆（烧去腥）　云母（烧二日夜）　龙骨等分

上三味，杵为散，未发前以浆水服半钱。温疟加蜀漆半分，临发时服一钱匕。

【方解】方中蜀漆为常山的苗，祛痰截疟为主药；云母、龙骨助阳扶正，镇逆安神。

【方歌】

牝疟云龙蜀漆散，截疟扶阳化痰兼，

寒多热少发有时，身痛无汗脉滑弦。

【原文】附《外台秘要》方：

牡蛎汤：治牝疟。

牡蛎四两（熬） 麻黄（去节）四两 甘草二两 蜀漆三两

上四味，以水八升，先煮蜀漆、麻黄，去上沫，得六升，内诸药，煮取二升，温服一升。若吐，则勿更服。

柴胡去半夏加栝蒌汤：治疟病发渴者，亦治劳疟。

柴胡八两 人参 黄芩 甘草各三两 栝蒌根四两 生姜二两 大枣十二枚

上七味，以水一斗二升，煮取六升，去滓，再煎取三升，温服一升，日二服。

柴胡桂姜汤：治疟寒多微有热，或但寒不热。

柴胡半斤　桂枝三两（去皮）　干姜二两　栝蒌根四两　黄芩三两　牡蛎三两（熬）　甘草二两（炙）

上七味，以水一斗二升，煮取六升，去滓，再煎取三升，温服一升，日三服。初服微烦，复服汗出便愈。

中风历节病脉证并治第五

【原文】夫风之为病，当半身不遂，或但臂不遂者，此为痹。脉微而数，中风使然。(1)

【提要】此条论述中风的主要脉症，及中风与痹证的区别。

【原文】寸口脉浮而紧，紧则为寒，浮则为虚；寒虚相搏，邪在皮肤；浮者血虚，络脉空虚；贼邪不泻，或左或右；邪气反缓，正气即急，正气引邪，㖞僻不遂。邪在于络，肌肤不仁；邪在于经，即重不胜；邪入于府，即不识人；邪入于藏，舌即难言，口吐涎。(2) ※

【提要】此条论述中风的病因病机、口眼㖞斜形成的机制，以及中风病位深浅的辨证。外邪乘虚入中，留滞经络，内及脏腑，发为中风。表现在络、在经、入腑、入脏的轻重不同表现，成为后世中风分为中经络、中脏腑的源头。

【原文】侯氏黑散：治大风，四肢烦重，心中恶寒不足者。

【提要】此条论述风邪乘虚入中经络的证治。病机为脾虚肝旺，风寒入中；因病情重，传变迅速，故称大风。治用侯氏黑散清肝健脾，祛风化痰。

【方药】菊花四十分　白术十分　细辛三分　茯苓三分　牡蛎三分　桔梗八分　防风十分　人参三分　矾石三分　黄芩三分　当归三分　干姜三分　川芎三分　桂枝三分

上十四味，杵为散，酒服方寸匕，日一服，初服二十日，温酒调服，禁一切鱼、肉、大蒜，常宜冷食，六十日止，即药积在腹中不下也。热食即下矣，冷食自能助药力。

【方解】方中菊花用量独重，加牡蛎、黄芩清肝潜阳；以人参、干姜、茯苓、白术、当归、川芎温补脾胃，益气和血；以桂枝、防风、细辛驱散风邪；加桔梗、矾石以化痰。

【方歌】

侯氏黑散菊花重，参术苓桂姜归芎，

芩桔防辛矾牡蛎，脾虚肝旺大风中。

【原文】寸口脉迟而缓，迟则为寒，缓则为虚；荣缓则为亡血，卫缓则为中风。邪气中经，则身痒而瘾疹；心气不足，邪气入中，则胸满而短气。(3)

【提要】此条论述中风与瘾疹的发病机制。

【原文】风引汤：除热瘫痫。

【提要】此条论述阳热内盛，风邪内动的证治。症见面红目赤，惊风癫痫，神识昏迷，四肢瘫痪等，以风引汤清热降火，镇惊息风。

【方药】大黄　干姜　龙骨各四两　桂枝三两　甘草　牡蛎各二两　寒水石　滑石　赤石脂　白石脂　紫石英　石膏各六两

上十二味，杵，粗筛，以韦囊盛之，取三指撮，井花水三升，煮三沸，温服一升。

【方解】方中六石（石膏、滑石、寒水石、赤石脂、白石脂、紫石英）清热利湿、潜阳下行，加大黄泄热于下，龙骨、牡蛎镇惊安神，加甘草、干姜、桂枝和中温通，以制诸寒。

【方歌】

风引汤除热瘫痫，石膏滑石寒水兼，

赤白紫石黄草桂，息风清热龙牡姜。

【原文】**防己地黄汤：治病如狂状，妄行①，独语不休，无寒热，其脉浮。**

【提要】此条论述血虚火盛癫狂的证治。以防己地黄汤滋阴降火，养血息风，透表通络。

【词解】①妄行：指行为反常。

【方药】防己一分　桂枝三分　防风三分　甘草二分

上四味，以酒一杯，浸之一宿，绞取汁，生地黄二斤，㕮咀，蒸之如斗米饭久，以铜器盛其汁，更绞地黄汁，和分再服。

【方解】方中大剂量地黄汁滋阴降火，养血息风；合桂枝、防风、防己透表通络；甘草和中。

【方歌】

防己地黄病如狂，妄行独语阴血伤，

二防桂枝甘草入，滋阴息风功效彰。

【原文】**头风摩散方：**

大附子一枚（炮）　盐等分

上二味，为散。沐了，以方寸匕，已摩疾上，令药力行。

【提要】此条论述头风的外治法。头风即因风寒外邪侵袭头面所致的发作性头痛、头晕、头重等疾患。以头风摩散外治，直达病所。方中附子温经散寒止痛，盐引经直入血络。用法：温水洗浴后将药末涂于患处，按摩以助药力。

【方歌】

头风摩散附子盐，沐后摩疾效力先，

偏正头痛口眼歪，温经止痛散风寒。

【原文】**寸口脉沉而弱，沉即主骨，弱即主筋，沉即为肾，弱即为肝。汗出入水中，如水伤心①。历节黄汗出，故曰历节。(4)**

【提要】此条论述肝肾不足，水湿浸淫的历节病病机。

【词解】①如水伤心：指水湿伤及血脉。

【原文】**趺阳脉浮而滑，滑则谷气实，浮则汗自出。(5)**

【提要】此条论述胃有蕴热，复感风湿的历节病病机。

【原文】**少阴脉浮而弱，弱则血不足，浮则为风，风血相搏，即疼痛如掣。(6)**

【提要】此条论述阴血不足，外受风邪的历节病病机。

【原文】**盛人[①]脉涩小，短气，自汗出，历节疼，不可屈伸，此皆饮酒汗出当风所致。(7)**

【提要】此条论述气虚湿盛，酒后汗出当风的历节病病机。

【词解】①盛人：指体虚肥胖之人。

【原文】**诸肢节疼痛，身体魁羸[①]，脚肿如脱[②]，头眩短气，温温欲吐[③]，桂枝芍药知母汤主之。(8)** ※

【提要】此条论述风湿历节的证治。病机属风湿流注骨节，伤阳阻络，日久化热。故见骨节痛剧，甚至变形肿大等局部症状，又见形体羸瘦，头眩短气，泛恶欲呕等全身症状。治疗当祛风除湿，温经散寒，滋阴清热。方用桂枝芍药知母汤。

【词解】①身体魁羸：关节肿大，形体消瘦。②脚肿如脱：小腿肿胀麻木，似要与身体脱离一般。③温温（yùn）欲吐：心中郁闷不舒，泛恶欲呕。

【方药】桂枝芍药知母汤方：

桂枝四两　芍药三两　甘草二两　麻黄二两　生姜五两　白术五两　知母四两　防风四两　附子二枚（炮）

上九味，以水七升，煮取二升，温服七合，日三服。

【方解】方中以甘草附子汤加麻黄、防风、生姜祛风散寒，温经除湿；芍药、知母滋阴养血清热，并为反佐。此方实为表里、寒热、虚实、气血平调之剂。

【方歌】

桂枝芍药知母汤，术附姜防草麻黄，

身体魁羸肢节痛，风寒湿热痹可尝。

【原文】味酸则伤筋，筋伤则缓，名曰泄；咸则伤骨，骨伤则痿，名曰枯；枯泄相搏，名曰断

泄。荣气不通，卫不独行，荣卫俱微，三焦无所御，四属[1]断绝，身体羸瘦，独足肿大，黄汗出，胫冷。假令发热，便为历节也。(9)

【提要】此条论述过食酸咸，内伤肝肾所致历节病的病机证候。

【词解】①四属：即四肢之皮、肉、脂、髓。

【原文】病历节不可屈伸，疼痛，乌头汤主之。(10) ※

【提要】此条论述寒湿历节的证治。此为寒湿痹证重证，寒湿留滞骨节日久，症见痛剧不可屈伸，喜温恶寒等，以乌头汤散寒逐湿，宣痹止痛。

【方药】乌头汤方：治脚气疼痛，不可屈伸。

麻黄 芍药 黄芪各三两 甘草（炙） 川乌五枚（㕮咀，以蜜二升，煎取一升，即出乌头）

上五味，㕮咀四味，以水三升，煮取一升，去滓，内蜜煎中，更煎之，服七合。不知，尽服之。

【方解】方中以重用乌头，配麻黄峻逐温散，宣痹除湿；黄芪、芍药益气养血；加甘草、白蜜缓急缓毒。

【方歌】

寒湿历节乌头汤，黄芪草芍配麻黄，

散寒逐湿蠲痹痛，勿忘乌头蜜煎尝。

【原文】砜石汤：治脚气冲心。

【提要】此条论述痹证脚气冲心的外治法。

【方药】矾石二两

上一味，以浆水一斗五升，煎三五沸，浸脚良。

【方解】方中矾石燥湿降浊，加浆水煎煮增强解毒之功。

【方歌】

矾石汤方治脚气，祛湿消肿清热力，

逐水护心能解毒，脚肿泛恶无所避。

【原文】附方：

《古今录验》续命汤：治中风痱，身体不能自收，口不能言，冒昧不知痛处，或拘急，不得转侧。

麻黄　桂枝　当归　人参　石膏　干姜　甘草各三两　川芎一两　杏仁四十枚

上九味，以水一斗，煮取四升，温服一升，

当小汗，薄覆脊，凭几坐，汗出则愈，不汗更服。无所禁，勿当风。并治但伏不得卧，咳逆上气，面目浮肿。

《千金》三黄汤：治中风手足拘急，百节疼痛，烦热心乱，恶寒，经日不欲饮食。

麻黄五分　独活四分　细辛二分　黄芪二分　黄芩三分

上五味，以水六升，煮取二升，分温三服。一服小汗，二服大汗。心热加大黄二分，腹满加枳实一枚，气逆加人参三分，悸加牡蛎三分，渴加栝蒌根三分，先有寒加附子一枚。

《近效方》术附汤：治风虚头重眩，苦极，不知食味，暖肌补中，益精气。

白术二两　附子一枚半（炮，去皮）　甘草一两（炙）

上三味，锉，每七钱匕，姜五片，枣一枚，水盏半，煎七分，去滓，温服。

崔氏八味丸：治脚气上入，少腹不仁。

干地黄八两　山茱萸　山药各四两　泽泻

茯苓　牡丹皮各三两　桂枝　附子（炮）各一两

上八味，末之，炼蜜和丸，梧子大，酒下十五丸。日再服。

《千金方》越婢加术汤：治肉极，热则身体津脱，腠理开，汗大泄，历风气，下焦脚弱。

麻黄六两　石膏半斤　生姜三两　甘草二两　白术四两　大枣十五枚

上六味，以水六升，先煮麻黄，去上沫，内诸药，煮取三升，分温三服。恶风加附子一枚（炮）。

血痹虚劳病脉证并治第六

【原文】**问曰：血痹病从何得之？师曰：夫尊荣人[①]，骨弱肌肤盛，重因疲劳汗出，卧不时动摇，加被微风，遂得之。但以脉自微涩，在寸口、关上小紧，宜针引阳气，令脉和紧去则愈。**(1)

【提要】本条论述血痹的成因与轻证的证治。血痹病机为体虚受风，卫阳不足，血行不畅，故用针刺法以引动阳气，令气血调和，血痹自愈。

【词解】①尊荣人：养尊处优的人。

【原文】**血痹阴阳俱微[①]，寸口关上微，尺中小紧，外证身体不仁[②]，如风痹状，黄芪桂枝五物汤主之。**(2) ※

【提要】本条论述血痹重证的证治。素体营卫气血不足，加感轻微风邪，症见局部肌肤麻木不仁，兼有酸痛感，若仅针引阳气，力有不及，治以益气通阳行痹，兼和营祛风，方用黄芪桂枝五物汤。

【词解】①阴阳俱微：此指营卫气血皆不足。②不仁：肌肤麻木或感觉迟钝。

【方药】黄芪桂枝五物汤方：

黄芪三两　芍药三两　桂枝三两　生姜六两　大枣十二枚

上五味，以水六升，煮取二升，温服七合，日三服。一方有人参。

【方解】黄芪桂枝五物汤即桂枝汤去甘草，倍生姜、加黄芪组成。黄芪甘温益气，助阳行血；桂枝温通经脉；倍生姜助桂枝走表散邪；芍药和营理血；生姜、大枣调和营卫。

【方歌】

黄芪桂枝五物汤，桂枝去草倍生姜，
身体不仁如风痹，益气行血第一方。

【原文】**夫男子平人①，脉大为劳，极虚亦为劳。**(3) ※

【提要】本条论述虚劳病脉象总纲。“平人”虽从外形看似无病，实则内脏气血已亏损，从脉象上可以反映出来，脉浮大无根与极虚，虽形态不同，但都是虚劳病的脉象。

【词解】①平人：外形好像无病，其实内脏气血已经虚损之人。

【原文】**男子面色薄者，主渴及亡血，卒喘悸，脉浮者，里虚也。**(4)

【提要】本条论述阴血亏虚的虚劳脉症。

【原文】**男子脉虚沉弦，无寒热，短气里急，小便不利，面色白，时目瞑，兼衄，少腹满，此为劳使之然。**(5)

【提要】本条论述气血不足的虚劳脉症。

【原文】**劳之为病，其脉浮大，手足烦，春夏剧，秋冬瘥，阴寒精自出，酸削不能行。**(6)

【提要】本条论述阴虚虚劳的症状与季节的关系。

【原文】**男子脉浮弱而涩，为无子，精气清冷。**(7)

【提要】本条论述虚劳无子的脉症。其基本病机为肾精不足，肾阳虚衰。

【原文】夫失精家[①]，少腹弦急，阴头寒，目眩发落，脉极虚芤迟，为清谷、亡血、失精。脉得诸芤动微紧，男子失精，女子梦交[②]，桂枝加龙骨牡蛎汤主之。(8) ※

【提要】本条论述虚劳失精的证治。久患失精的病人，阴损及阳，阴阳两虚，症见小腹弦急、外阴部寒冷、目眩、发落、男子梦遗，或女子梦交，治以调和阴阳，潜阳固涩，方用桂枝加龙骨牡蛎汤。

【词解】①失精家：经常梦遗、滑精的人。②梦交：夜梦性交。

【方药】桂枝加龙骨牡蛎汤方：

桂枝　芍药　生姜各三两　甘草二两　大枣十二枚　龙骨　牡蛎各三两

上七味，以水七升，煮取三升，分温三服。

【方解】桂枝加龙骨牡蛎汤，即桂枝汤加龙骨、牡蛎。桂枝汤调和阴阳；龙骨、牡蛎潜镇固涩、宁心安神。

【方歌】

桂枝汤加龙牡蛎，调和阴阳固涩剂，

男子遗精女梦交，盗汗脱发失眠息。

【原文】天雄散方：

天雄三两（炮）　白术八两　桂枝六两　龙骨三两

上四味，杵为散，酒服半钱匕，日三服，不知，稍增之。

【方歌】

天雄散壮肾中阳，桂术龙骨共酒尝，

阳虚失精关不固，补阳摄阴此方良。

【原文】男子平人，脉虚弱细微者，喜盗汗也。(9)

【提要】本条论述虚劳盗汗的脉象。

【原文】人年五六十，其病脉大者，痹侠背行①，若肠鸣、马刀侠瘿者，皆为劳得之。(10)

【提要】本条论述虚劳病的三种证候。

【词解】①痹侠背行：脊柱两旁有麻木感。②马刀侠瘿：瘰疬。生于腋下形如马刀的名“马刀”，生于颈旁如贯珠的名“侠瘿”。

【原文】**脉沉小迟，名脱气，其人疾行则喘喝，手足逆寒，腹满，甚则溏泄，食不消化也。**(11)

【提要】本条论述虚劳脱气属脾肾阳虚的脉症。

【原文】**脉弦而大，弦则为减，大则为芤，减则为寒，芤则为虚，虚寒相搏，此名为革。妇人则半产漏下，男子则亡血失精。**(12)

【提要】本条论述虚劳精血亏损的革脉。

【原文】**虚劳里急①，悸，衄，腹中痛，梦失精，四肢酸疼，手足烦热，咽干口燥，小建中汤主之。**(13) ※

【提要】本条论述脾胃阴阳两虚，虚劳里急的证治。虚劳病随病情的发展，出现阴阳两虚，寒热错杂，症见里急腹痛、心悸、四肢酸痛、衄血，手足烦热、咽干口燥、梦失精等，治以甘温建中，调和阴阳，缓急止痛，方用小建中汤。

【词解】①里急：腹中有拘急感，但按之不硬。

【方药】小建中汤方：

桂枝三两（去皮）　甘草三两（炙）　大枣十二枚　芍药六两　生姜三两　胶饴一升

上六味，以水七升，煮取三升，去滓，内胶饴，更上微火消解，温服一升，日三服。呕家不可用建中汤，以甜故也。

【方解】小建中汤以桂枝汤调和阴阳，倍用芍药缓急止痛，加入胶饴甘润以建中。

【方歌】

小建中汤君饴糖，芍药倍入桂枝汤，

虚劳里急腹中痛，缓急建中和阴阳。

【原文】虚劳里急，诸不足，黄芪建中汤主之。(14) ※

【提要】本条论述脾气虚弱的证治。黄芪建中汤乃小建中汤基础上发展以脾气虚衰为主的证候。

【方药】于小建中汤内加黄芪一两半，余依上法。气短胸满者加生姜；腹满者去枣，加茯苓一两半；及疗肺虚损不足，补气加半夏三两。

【方解】小建中汤加黄芪甘温健脾补虚，扶助阳气以缓急迫。

【方歌】

黄芪建中是妙方，小建中加黄芪将，

虚劳里急诸不足，胃脘隐痛服之康。

【原文】虚劳腰痛，少腹拘急，小便不利者，八味肾气丸主之。(15) ※

【提要】本条论述肾气虚的虚劳腰痛证治。肾虚而气化失常，症见腰部酸痛，劳累时加重，休息可缓解，伴有少腹部拘急不舒，小便不利，治以温助肾阳，以化肾气，方用肾气丸。

【方药】肾气丸方：

干地黄八两　山药　山茱萸各四两　泽泻　丹皮　茯苓各三两　桂枝　附子（炮）各一两

上八味末之，炼蜜和丸，梧桐子大，酒下十五丸，日再服。

【方解】方中重用干地黄滋阴补肾，益髓填精；山茱萸补肝，敛精气；山药健脾益肾精；茯苓健脾益肾；泽泻利湿泄浊；丹皮降相火；少用炮附子、桂枝温肾助阳以化肾气，实为阴中求阳之法。

【方歌】

八味肾气治肾虚，地黄淮药及山萸，

丹皮苓泽加附桂，引火归原热下趋，

脚气上入或转胞，温阳化气寒湿祛，

虚劳腰痛小便少，下消溲多亦可愈。

【原文】**虚劳诸不足，风气①百疾，薯蓣丸主之。**(16)

【提要】本条论述虚劳风气百疾的证治。虚劳病久气血虚损，抗病能力不足，易被病邪侵袭，稍感外邪，症见或发热，或咳嗽，或腹泻咽痛，或身痛等，治以调补脾胃，扶正祛邪，方用薯蓣丸。

【词解】①风气：泛指病邪，因风为百病之长，风邪侵入人体，能引起多种疾病。

【方药】薯蓣丸方：

薯蓣三十分　当归　桂枝　神曲　干地黄　豆黄卷各十分　甘草二十八分　人参七分　川芎　芍药　白术　麦门冬　杏仁各六分　柴胡　桔梗

茯苓各五分　阿胶七分　干姜三分　白蔹二分　防风六分　大枣百枚，为膏

上二十一味，末之，炼蜜和丸，如弹子大，空腹酒服一丸，一百丸为剂。

【方解】 薯蓣为君补脾胃，疗虚损；辅以四君（人参、白术、茯苓、甘草）合干姜、大枣益气温中；四物（当归、川芎、白芍、干地黄）合麦门冬、阿胶养血滋阴；桂枝、防风、柴胡疏散外邪；桔梗、杏仁、白蔹下气开郁；豆卷、神曲化湿调中，以“百丸为剂”说明对于慢性久病，宜缓图不可操之过急，欲速则不达。

【方歌】

薯蓣丸中八珍方，虚劳不足风气伤，

胶麦姜杏桔梗蔹，豆卷神曲柴桂防，

大枣百枚蜜丸服，扶正祛邪补脾良。

【原文】 **虚劳虚烦不得眠[①]，酸枣仁汤主之。**(17) ※

【提要】 本条论述虚劳不寐的证治。肝血亏虚，阴虚内热，心神失养，症见心烦不得眠，伴

潮热、惊悸、盗汗、眩晕，舌红脉细数等，治以养阴清热，安神宁心，方用酸枣仁汤。

【词解】①虚烦不得眠：因虚而致心中烦乱，虽卧而不得熟睡。

【方药】酸枣仁汤方：

酸枣仁二升　甘草一两　知母二两　茯苓二两　川芎二两

上五味，以水八升，煮酸枣仁，得六升，内诸药，煮取三升，分温三服。

【方解】酸枣仁养肝血、益心血；知母养阴清热；川芎理血疏肝；茯苓、甘草健脾宁心安神。此合肝虚证“补用酸，助用焦苦，益用甘味之药调之”之法。

【方歌】

酸枣仁汤枣仁先，虚劳虚烦不得眠，

茯知甘草川芎入，养血宁心梦安然。

【原文】五劳虚极羸瘦，腹满不能饮食，食伤、忧伤、饮伤、房室伤、饥伤、劳伤，经络营卫气伤，内有干血，肌肤甲错，两目黯黑。缓中

补虚，大黄䗪虫丸主之。(18) ※

【提要】 本条论述虚劳干血的证治。五劳、七伤日久不愈，正气虚极，不能推动血脉正常运行，从而产生瘀血，属虚劳夹瘀。症见虚极羸瘦，腹满不能饮食，肌肤甲错，两目黯黑，舌有瘀点或瘀斑、脉涩等，治以祛瘀生新，缓中补虚，方用大黄䗪虫丸。

【方药】 大黄䗪虫丸方：

大黄十分（蒸） 黄芩二两 甘草三两 桃仁一升 杏仁一升 芍药四两 干地黄十两 干漆一两 虻虫一升 水蛭百枚 蛴螬一升 䗪虫半升

上十二味，末之，炼蜜和丸小豆大，酒饮服五丸，日三服。

【方解】 大黄、䗪虫、桃仁、虻虫、水蛭、蛴螬、干漆活血化瘀，缓消癥块；芍药、地黄养血补虚润燥；杏仁利气；黄芩清热；甘草，白蜜益气和中，峻剂丸服以缓攻瘀血，去瘀生新。

【方歌】

大黄䗪虫芩草芍，水蛭虻虫蛴漆桃，

地黄杏仁酒丸下，缓中补虚干血劳。

【原文】附方：

《千金翼》炙甘草汤一云复脉汤：治虚劳不足，汗出而闷，脉结悸，行动如常，不出百日，危急者，十一日死。

甘草四两（炙） 桂枝 生姜各三两 麦门冬半升 麻仁半升 人参 阿胶各二两 大枣三十枚 生地黄一斤

上九味，以酒七升，水八升，先煮八味，取三升，去滓，内胶消尽，温服一升，日三服。

《肘后》獭肝散：治冷劳，又主鬼疰一门相染。

獭肝一具

炙干，末之，水服方寸匕，日三服。

肺痿肺痈咳嗽上气病脉证并治第七

【原文】问曰：热在上焦者，因咳为肺痿。肺痿之病，何从得之？师曰：或从汗出，或从呕吐，或从消渴，小便利数，或从便难，又被快药下利，重亡津液，故得之。

曰：寸口脉数，其人咳，口中反有浊唾涎沫者何？师曰：为肺痿之病。若口中辟辟燥，咳即胸中隐隐痛，脉反滑数，此为肺痈，咳唾脓血。脉数虚者为肺痿，数实者为肺痈。(1)

【提要】本条论述肺痿的成因、肺痿和肺痈的主症及鉴别。肺痿肺痈两病对举，意在鉴别，两者均有咳嗽、吐痰、脉数，但一虚一实，表现不同，临床需仔细鉴别，不可混淆。

【原文】问曰：病咳逆，脉之，何以知此为肺痈？当有脓血，吐之则死，其脉何类？师曰：寸

口脉微而数，微则为风，数则为热；微则汗出，数则恶寒。风中于卫，呼气不入；热过于营，吸而不出。风伤皮毛，热伤血脉。风舍于肺，其人则咳，口干喘满，咽燥不渴，多唾浊沫，时时振寒。热之所过，血为之凝滞，畜结痈脓，吐如米粥。始萌可救，脓成则死。(2)

【提要】本条指出肺痈的病因病机、脉症和预后。肺痈病因是外感风邪热毒，发病分为表证期、酿脓期、溃脓期，肺痈开始时治疗较容易，化脓后治疗较难，预后较差。

【原文】上气面浮肿，肩息①，其脉浮大，不治；又加利尤甚。(3)

【提要】本条论述上气属正虚气脱的症状和预后。

【词解】①肩息：气喘而抬肩呼吸，是呼吸极端困难的表现。

【原文】上气喘而躁者，属肺胀，欲作风水，发汗则愈。(4)

【提要】本条论述上气属邪实气闭的症状和

治法。

【原文】肺痿吐涎沫而不咳者，其人不渴，必遗尿，小便数，所以然者，以上虚不能制下故也。此为肺中冷，必眩，多涎唾，甘草干姜汤以温之。若服汤已渴者，属消渴。(5) ※

【提要】本条论述虚寒肺痿的证治。上焦阳虚，肺中虚冷，症见口中涎沫频吐，口淡不渴，小便频数等，治以温肺复气，培土生金，方用甘草干姜汤。

【方药】甘草干姜汤方：

甘草四两（炙）　干姜二两（炮）

上㕮咀，以水三升，煮取一升五合，去滓，分温再服。

【方解】炙甘草，甘温补中益气；干姜，辛温温复脾肺之阳，二者辛甘合化，温中焦之阳以暖肺，实乃培土生金。

【方歌】

甘草干姜肺痿方，上焦虚冷肺气伤，

甘草四两炮姜二，温上制下遗尿穰。

【原文】咳而上气，喉中水鸡声[①]，射干麻黄汤主之。(6) ※

【提要】本条论述寒饮郁肺的咳嗽上气证治。寒饮郁肺，症见咳喘上气，喉中有水鸡样痰鸣音，胸膈满闷，不能平卧，舌苔白滑，脉浮弦或浮紧等，治以散寒宣肺，降逆化痰，方用射干麻黄汤。

【词解】①喉中水鸡声：形容喉间痰鸣声连连不断，好像田鸡的叫声。水鸡，即田鸡。

【方药】射干麻黄汤方：

射干十三枚（一法三两） 麻黄四两 生姜四两 细辛 紫菀 款冬花各三两 五味子半升 大枣七枚 半夏（大者洗）八枚

上九味，以水一斗二升，先煮麻黄两沸，去上沫，内诸药，煮取三升，分温三服。

【方解】方中射干消痰利咽开结；麻黄宣肺平喘；生姜、细辛、半夏温肺散寒，降气化痰；五味子收敛肺气；款冬花、紫菀止咳平喘；大枣安中护正。

【方歌】

射干麻黄味辛夏，姜枣紫菀款冬花，

喉中水鸡咳喘逆，宣肺下气效堪夸。

【原文】咳逆上气，时时吐唾浊①，但坐不得眠，皂荚丸主之。(7) ※

【提要】本条论述痰浊壅肺的咳喘证治。痰浊壅肺，阻塞气道，症见咳嗽气喘，咳吐唾浊，呼吸困难，但坐不得眠等，此为痰浊壅闭气道之危急证候，治以涤痰除浊，宣壅导滞，方用皂荚丸。

【词解】①吐唾浊：指吐出浊黏稠痰。

【方药】皂荚丸方：

皂荚八两（刮去皮，用酥炙①）

上一味，末之，蜜丸梧子大，以枣膏和汤服三丸，日三夜一服。

【词解】①酥炙：用牛羊乳制成的奶油涂于药物上，用火烘烤，以减缓其燥烈之性。

【方解】皂荚辛咸，能宣壅导滞，利窍涤痰，由于药力峻猛，故用酥炙蜜丸，枣膏调服，以缓和其峻烈之性，并兼顾脾胃，使痰除而正不受伤。

【方歌】

宣壅导滞皂荚丸，上能利窍下涤痰，
咳逆喘满不得卧，吐浊如胶大便难。

【原文】咳而脉浮者，厚朴麻黄汤主之。(8)

【提要】本条论述寒饮夹热咳喘病邪偏表的证治。饮热偏于上而近于表，症见咳嗽喘逆，胸满烦躁，咽喉不利，痰声漉漉，但头汗出，倚息不能平卧，脉浮苔滑等，治以宣肺降逆，化饮清热，方用厚朴麻黄汤。

【方药】厚朴麻黄汤方：

厚朴五两　麻黄四两　石膏如鸡子大　杏仁半升　半夏半升　干姜二两　细辛二两　小麦一升　五味子半升

上九味，以水一斗二升，先煮小麦熟，去滓，内诸药，煮取三升，温服一升，日三服。

【方解】厚朴、麻黄、杏仁宣肺利气降逆平喘；细辛、干姜、半夏化痰止咳；五味子收敛肺气；石膏清热除烦；小麦养正安中。

【方歌】

金匮厚朴麻黄汤，辛夏膏杏麦味姜，

寒饮兼热咳脉浮，宣肺降逆化饮良。

【原文】 **脉沉者，泽漆汤主之。(9)**

【提要】 本条论述寒饮夹热咳喘病邪偏里的证治。饮结胸胁而偏于里，症见咳唾、胸胁痛，或浮肿，或小便不利等，治以逐水消饮止咳，方用泽漆汤。

【方药】 泽漆汤方：

半夏半升　紫参五两（一作紫菀）　泽漆三斤（以东流水五斗，煮取一斗五升）　生姜五两　白前五两　甘草　黄芩　人参　桂枝各三两

上九味，㕮咀，内泽漆汁中，煮取五升，温服五合，至夜尽。

【方解】 方中泽漆消痰逐水，以东流水煮更增利水之效；紫参利大小便以逐水；生姜、半夏、桂枝散水降逆；白前平喘止咳；人参、甘草益气扶正，培土生金。

【方歌】

泽漆汤治咳脉沉，胸胁痛引肿兼身，

姜夏桂前黄芩紫，逐饮安正草人参。

【原文】大逆[①]上气，咽喉不利，止逆下气者，麦门冬汤主之。(10) ※

【提要】本条论述虚热肺痿的证治。肺胃津液耗损，虚火上炎，肺胃气逆，症见咽喉干燥不适，痰黏咳咯不爽，口干欲得凉润，舌红少苔，脉象虚数等，治以养阴清热，止逆下气，方用麦门冬汤。

【词解】①大逆：《金匮要略论注》《金匮悬解》等均作“火逆”，亦可。大逆言症状，火逆言病机。

【方药】麦门冬汤方：

麦门冬七升　半夏一升　人参二两　甘草二两　粳米三合　大枣十二枚

上六味，以水一斗二升，煮取六升，温服一升，日三夜一服。

【方解】方中重用麦门冬养阴润肺，清虚热并益气；少用半夏下气化痰；加人参、甘草、粳米、大枣养胃益气，培土生津以化气阴。

【方歌】

麦门冬汤用人参，枣草粳米半夏存，

肺痿咳逆因虚火，益胃生津此方珍。

【原文】肺痈，喘不得卧，葶苈大枣泻肺汤主之。(11) ※

【提要】本条论述肺痈邪实壅滞的证治。痰热壅肺，气机不利，通调失常，症见喘咳不能平卧，胸闷气急等，治以开泄肺气，逐痰去壅，方用葶苈大枣泻肺汤。

【方药】葶苈大枣泻肺汤方：

葶苈（熬令黄色，捣丸如弹子大）　大枣十二枚

上先以水三升，煮枣取二升，去枣，内葶苈，煮取一升，顿服。

【方解】方以葶苈子开泄肺气，泻热逐痰；合大枣甘温安中，缓和药性。

【方歌】

葶苈大枣泻肺汤，行水下气清痰良，

肺痈酿脓咳胸满，支饮痰喘胸膈胀。

【原文】咳而胸满，振寒脉数，咽干不渴，时出浊唾腥臭，久久吐脓如米粥者，为肺痈，桔梗汤主之。(12)

【提要】本条指出肺痈脓溃的症状和治法。痰热壅肺，肺气不利，症见咳嗽胸满、振寒脉数、口咽干燥、时出浊唾腥臭，迁延日久，见脓成溃如米粥，治以排脓解毒，方用桔梗汤。

【方药】桔梗汤方亦治血痹：

桔梗一两　甘草二两

上二味，以水三升，煮取一升，分温再服，则吐脓血也。

【方解】桔梗理肺开结，祛痰排脓；生甘草清热解毒，益气生肌。

【方歌】

桔梗汤是仲景方，桔一甘二共煎尝，

少阴客热咽喉痛，肺痈咯腥排脓强。

【原文】咳而上气，此为肺胀，其人喘，目如脱状①，脉浮大者，越婢加半夏汤主之。(13) ※

【提要】本条论述饮热迫肺的肺胀证治。饮热互结，壅塞于肺，症见喘咳气急、目如脱状，脉浮大等，治以宣肺泄热，降逆平喘，方用越婢加半夏汤。

【词解】①目如脱状：形容两目胀突，如将脱出的样子，是呼吸困难病人常见的症状。

【方药】越婢加半夏汤方：

麻黄六两　石膏半斤　生姜三两　大枣十五枚　甘草二两　半夏半升

上六味，以水六升，先煮麻黄，去上沫，内诸药，煮取三升，分温三服。

【方解】方中重用麻黄六两宣肺平喘；石膏半斤清热肃肺；加生姜、半夏化痰降逆；甘草、大枣安中以调和诸药。

【方歌】

仲景越婢半夏汤，麻膏姜夏甘枣尝，
肺胀咳喘目如脱，宣肺化饮热能降。

【原文】肺胀，咳而上气，烦躁而喘，脉浮者，心下有水，小青龙加石膏汤主之。(14) ※

【提要】本条论述外寒内饮而夹热的咳喘证治。外感风寒，内有饮邪郁热，症见咳喘，胸满，烦躁，发热恶寒，脉浮，治以解表化饮，清热除烦，方用小青龙加石膏汤。

【方药】小青龙加石膏汤方：《千金》证治同，外更加胁下痛引缺盆。

麻黄　芍药　桂枝　细辛　甘草　干姜各三两　五味子　半夏各半升　石膏二两

上九味，以水一斗，先煮麻黄，减二升，去上沫，内诸药，煮取三升，去滓。强人服一升，羸者减之，日三服。小儿服四合。

【方解】方以小青龙汤外散风寒，内化寒饮；加石膏清热除烦。

【方歌】

小青龙汤加石膏，化饮清热又解表，
肺胀痰稀喘烦躁，寒热不见乐逍遥。

【原文】肺痈胸满胀，一身面目浮肿，鼻塞清

涕出，不闻香臭酸辛，咳逆上气，喘鸣迫塞，葶苈大枣泻肺汤主之，方见上，三日一剂，可至三四剂，此先服小青龙汤一剂，乃进。小青龙汤方见咳嗽门中。(15)

【提要】本条论述肺痈邪实壅滞的证治。痰浊壅盛，肺气壅塞，症见一身面目浮肿，鼻塞，流清涕，嗅觉失灵，不闻香臭酸辛等，治以开泄肺气，逐痰去壅，方用葶苈大枣泻肺汤。此条先有“鼻塞清涕出”之表证，又有饮邪阻肺之里证，可先服小青龙汤，既解表邪，又化里饮。但表证较轻，所以仅服小青龙汤一剂，即转服葶苈大枣泻肺汤，泻肺行水，以治里饮为主。

【原文】附方：

《外台》炙甘草汤：治肺痿涎唾多，心中温温液液者。方见虚劳中。

《千金》甘草汤：

甘草二两

上一味，以水三升，煮减半，分温三服。

《千金》生姜甘草汤：治肺痿咳唾，涎沫不

止，咽燥而渴。

生姜五两　人参二两　甘草四两　大枣十五枚

上四味，以水七升，煮取三升，分温三服。

《千金》桂枝去芍药加皂荚汤：治肺痿吐涎沫。

桂枝　生姜各三两　甘草二两　大枣十枚　皂荚一枚（去皮、子，炙焦）

上五味，以水七升，微微火煮取三升，分温三服。

《外台》桔梗白散：治咳而胸满，振寒，脉数，咽干不渴，时出浊唾腥臭，久久吐脓如米粥者，为肺痈。

桔梗　贝母各三分　巴豆一分（去皮，熬，研如脂）

上三味，为散，强人饮服半钱匕，羸者减之。病在膈上者吐脓血，膈下者泻出，若下多不止，饮冷水一杯则定。

《千金》苇茎汤：治咳有微热，烦满，胸中甲错，是为肺痈。

苇茎二升　薏苡仁半升　桃仁五十枚　瓜瓣半升

上四味，以水一斗，先煮苇茎，得五升，去滓，内诸药，煮取二升，服一升，再服，当吐如脓。

奔豚气病脉证治第八

【原文】**师曰：病有奔豚，有吐脓，有惊怖，有火邪，此四部病，皆从惊发得之。**

师曰：奔豚病，从少腹起，上冲咽喉，发作欲死，复还止，皆从惊恐得之。(1) ※

【提要】本条论述奔豚气病的病因和主症。奔豚气病与惊恐密切相关，系惊恐恼怒等情志刺激影响心肝肾，致使肝气横逆或水寒之气循冲脉上逆。其典型的症状：自觉有气从少腹上冲至心胸或咽喉，此时病人极端痛苦，难以忍受，后渐次平复如常。属发作性气逆上冲性质的疾病。

【原文】**奔豚气上冲胸，腹痛，往来寒热，奔豚汤主之。**(2) ※

【提要】本条论述肝郁化热奔豚的证治。惊恐恼怒、肝气郁结，冲气上逆，症见奔豚气病典型的临床表现，伴腹中疼痛，往来寒热等少阳肝胆枢机不利的症状，治以养血平肝，和胃降逆，方用奔豚汤。

【方药】奔豚汤方：

甘草　川芎　当归各二两　半夏四两　黄芩二两　生葛五两　芍药二两　生姜四两　甘李根白皮一升

上九味，以水二斗，煮取五升，温服一升，日三夜一服。

【方解】甘李根白皮善清肝热平逆气，为治奔豚气要药；葛根、黄芩清火平肝；芍药、甘草缓急止痛；半夏、生姜和胃降逆；当归、川芎养血调肝。

【方歌】

奔豚汤中芩葛草，姜夏芎归配芍药，

肝郁化热气冲胸，李根白皮不可少。

【原文】**发汗后，烧针令其汗，针处被寒，核起而赤者，必发奔豚，气从少腹上至心，灸其核上各一壮，与桂枝加桂汤主之。(3)**

【提要】本条论述误汗后阳虚寒逆奔豚的证

治。汗出多阳气受伤，寒邪从针处入侵，阴寒内盛，上凌心阳，症见气从少腹上冲，直至心下，治以艾灸烧针之处以温阳散寒，再以桂枝加桂汤温通心阳，平冲降逆。

【方药】桂枝加桂汤方：

桂枝五两（去皮）　芍药三两　甘草二两（炙）　生姜三两　大枣十二枚

上五味，以水七升，微火煮取三升，去滓，温服一升。

【方解】桂枝加桂汤即桂枝汤桂枝用量再加二两而成，桂枝辛温，合甘草，辛甘化阳，温通心阳，加重桂枝用量以平冲降逆。

【方歌】

桂枝加桂奔豚方，汗伤心阳被寒伤，

气逆冲胸发欲死，五两桂枝为主将。

【原文】发汗后，脐下悸者，欲作奔豚，茯苓桂枝甘草大枣汤主之。(4)

【提要】本条论述误汗后阳虚饮动欲作奔豚的证治。病者素体阳气不足，气化不利，水饮停聚，若发汗过多，心阳受损，下焦水饮内动，症见脐下筑筑动悸，有发生奔豚的趋势，治以通阳降逆，培土制水，方用茯苓桂枝甘草大枣汤。

【方药】 茯苓桂枝甘草大枣汤方：

茯苓半斤　甘草二两（炙）　大枣十五枚　桂枝四两

上四味，以甘澜水一斗，先煮茯苓，减二升，内诸药，煮取三升，去滓，温服一升，日三服。

【方解】 方中茯苓重用八两，配桂枝通阳降逆，化气利水；甘草、大枣培土制水，以防逆气上冲。煎煮强调先煮茯苓，并以甘澜水煎药，以增利水降逆之效。

【方歌】

苓桂枣甘平冲逆，欲作奔豚脐下悸，

汗伤心阳水不制，苓八桂四通阳气。

胸痹心痛短气病脉证并治第九

【原文】师曰：夫脉当取太过不及[①]，阳微阴弦[②]，即胸痹而痛，所以然者，责其极虚也。今阳虚知在上焦，所以胸痹、心痛者，以其阴弦故也。(1) ※

【提要】本条通过脉象论述胸痹、心痛的病因病机。“阳微阴弦”是胸痹、心痛病机中不可或缺的两个方面，即上焦胸阳不足，中下焦阴邪上乘阳位，二者相互搏结，才能成为胸痹、心痛之病。

【词解】①太过不及：脉象盛于正常的为太过，弱于正常的为不及。太过主邪盛，不及主正虚。②阳微阴弦：关前为阳，关后为阴。阳微，指寸脉微；阴弦，指尺脉弦。

【原文】平人无寒热，短气不足以息者，实也。(2)

【提要】本条论述因邪实所致胸痹短气的

病机。

【原文】**胸痹之病，喘息咳唾，胸背痛，短气，寸口脉沉而迟，关上小紧数[①]，栝蒌薤白白酒汤主之。**(3) ※

【提要】本条论述胸痹病的主要脉症和主方。“寸口脉沉而迟，关上小紧数”即阳微阴弦之义，阐述胸阳不振，阴邪阻滞的病机，症见喘息咳唾，胸背痛，短气，治以通阳宣痹，方用栝蒌薤白白酒汤。

【词解】①关上小紧数：指关脉稍弦。

【方药】栝蒌薤白白酒汤方：

栝蒌实一枚（捣）　薤白半升　白酒七升

上三味，同煮，取二升，分温再服。

【方解】栝蒌实苦寒滑利，豁痰宽胸；薤白辛温，通阳散结；白酒辛热，功善通阳行血，可助药势。

【方歌】

栝蒌薤白白酒汤，通阳散结胸膈畅，
喘息咳唾胸背痛，胸痹辨治基础方。

【原文】胸痹不得卧，心痛彻背者，栝蒌薤白半夏汤主之。(4) ※

【提要】本条论述胸痹痰饮壅盛重证的证治。胸阳不振，痰饮壅塞较盛，症见胸痹喘息咳唾不得平卧，心痛彻背，痛势加剧，短气，治以通阳宣痹，温化痰饮，方用栝蒌薤白半夏汤。

【方药】栝蒌薤白半夏汤方：

栝蒌实一枚（捣） 薤白三两 半夏半斤 白酒一斗

上四味，同煮，取四升，温服一升，日三服。

【方解】此方为栝蒌薤白白酒汤加半夏，其中栝蒌薤白白酒汤通阳宣痹，半夏消逐痰饮。

【方歌】

栝蒌薤白半夏汤，祛痰宽胸酒煎方，

心痛彻背不得卧，重用半夏力能当。

【原文】胸痹心中痞[①]，留气结在胸，胸满，胁下逆抢心[②]，枳实薤白桂枝汤主之；人参汤亦主之。(5) ※

【提要】本条论述胸痹的虚实异治。偏于实者，以阴寒痰浊上乘，凝聚胸间，症见胸满、心胸痞塞满闷，膨膨然气不得出，胁下逆抢心等，治以通阳泻实，宽胸下气，方用枳实薤白桂枝汤；偏于虚者，阳气虚馁，鼓动无力，阴霾不散，蕴结心胸，症见胸满、心胸痞塞满闷、胁下逆抢心，倦怠少气，甚则四肢不温，治以补气助阳，温运胸阳，方用人参汤。

【词解】①心中痞：胸中及胃脘有痞塞不通之感。②胁下逆抢（qiāng）心：胁下气逆，上冲心胸。

【方药】枳实四枚　厚朴四两　薤白半斤　桂枝一两　栝蒌实一枚（捣）

上五味，以水五升，先煮枳实、厚朴，取二升，去滓，内诸药，煮数沸，分温三服。

人参汤方：

人参　甘草　干姜　白术各三两

上四味，以水八升，煮取三升，温服一升，日三服。

【方解】枳实薤白桂枝汤方中依然以栝蒌、薤白配伍为主，以通阳宽胸宣痹；桂枝通阳降逆；

枳实、厚朴宽胸下气除满，主治胸痹偏阴弦气滞者。

人参汤即理中汤，方中人参、白术补益中气，炙甘草、干姜温中助阳。使阳气温运而虚满自消，主治胸痹偏阳微者。

【方歌】

枳实薤白桂枝汤，厚朴栝蒌合成方，
通阳散结除胸痹，胸胁痞满气逆尝。
人参汤即理中汤，人参甘草术干姜，
阳微不振成胸痹，温中健脾第一方。

【原文】胸痹，胸中气塞，短气，茯苓杏仁甘草汤主之；橘枳姜汤亦主之。(6)

【提要】本条论述胸痹轻证的证治。本条同由饮阻气滞所致，但在病机上有偏于饮邪与偏于气滞的差异，治疗时应遵循同病异治原则。偏于饮阻胸中气塞，短气兼咳嗽多痰，小便不利，治以宣肺化饮，方用茯苓杏仁甘草汤；偏于气滞胸中气塞，短气兼心下痞满，呕吐气逆，治以行气散结，方用橘枳姜汤。

【方药】茯苓杏仁甘草汤方：

茯苓三两　杏仁五十个　甘草一两

上三味，以水一斗，煮取五升，温服一升，日三服。不差，更服。

橘枳姜汤方：

橘皮一斤　枳实三两　生姜半斤

上三味，以水五升，煮取二升，分温再服。

【方解】茯苓杏仁甘草汤方中杏仁宣利肺气；茯苓化痰除饮；甘草和中。

橘枳姜汤方中橘皮理气和胃，宣通气机；枳实下气消痰；生姜化饮和胃降逆。

【方歌】

茯苓杏仁甘草汤，宣肺化饮小良方，

胸痹轻证气短塞，上焦饮阻觅此方。

橘枳姜汤治胸痹，降气和胃行水气，

胸满息短气痞塞，气滞气逆此方宜。

【原文】**胸痹缓急者，薏苡附子散主之。(7)**

【提要】本条论述胸痹急性发作的救治。阴寒凝聚不散，阳气痹阻不通，症见胸背痛突然发作，伴四肢厥冷，筋脉拘急，冷汗自出，脉沉弦或结代等，治以温阳通痹止痛，方用薏苡附子散。

【方药】薏苡附子散方：

薏苡仁十五两　大附子十枚（炮）

上二味，杵为散，服方寸匕，日三服。

【方解】薏苡仁除湿通痹，缓解筋脉拘挛；炮附子温阳散寒，通痹止痛；用散剂事先制备，随手急用则其效更速。

【方歌】

薏苡附子杵为散，胸痹急证功效展，

常备身边用非常，除湿宣痹温里寒。

【原文】心中痞，诸逆，心悬痛①，桂枝生姜枳实汤主之。(8)

【提要】本条论述寒饮上逆心痛的证治。寒饮停胃而上逆，症见心中痞，气逆抢心，干呕气寒，心悬痛，治以温阳化饮，下气降逆，方用桂枝生姜枳实汤。

【词解】①心悬痛：指心窝部向上牵引疼痛。

【方药】桂枝生姜枳实汤方：

桂枝　生姜各三两　枳实五枚

上三味，以水六升，煮取三升，分温三服。

【方解】方中桂枝温阳化饮，平降冲逆；生姜散寒化饮，开结除痞；枳实开结下气，消痞除满。

【方歌】

桂枝生姜枳实汤，化饮降逆力通阳，

诸逆痞满心悬痛，胸痹短气亦可尝。

【原文】心痛彻背，背痛彻心，乌头赤石脂丸主之。(9)※

【提要】本条论述阴寒痼结心痛的证治。阳气衰微、阴寒极盛，症见心胸背互相牵引疼痛，发病急剧无休无止，伴四肢厥冷，冷汗出，面色白，口唇紫，舌淡胖紫暗，苔白腻，脉沉紧甚至微细欲绝等，治以温阳逐寒，止痛救逆，方用乌头赤石脂丸。

【方药】乌头赤石脂丸方：

蜀椒一两（一法二分）　乌头一分（炮）　附子半两（炮）（一法一分）　干姜一两（一法一分）　赤石脂一两（一法二分）

上五味，末之，蜜丸如梧子大，先食服[①]一丸，日三服。不知，稍加服。

【词解】①先食服：进食前服药。

【方解】乌头、蜀椒逐寒止痛；附子、干姜温阳散寒，四味皆大辛大热；赤石脂，收敛阳气防温散太过；以蜜为丸，既解乌头、附子之毒，又缓乌头、附子之辛热。服法强调先从小量开始，“不知，稍加服”，以防中毒。

【方歌】

温阳乌头赤脂丸，姜附椒入逐阴寒，

心背彻痛不休止，阳微寒盛胸痹痉。

【原文】附方：

九痛丸：治九种心痛。

附子三两（炮）　生狼牙一两（炙香）　巴豆一两（去皮心，熬，研如脂）　人参　干姜　吴茱萸各一两

上六味，末之，炼蜜丸如桐子大，酒下。强人初服三丸，日三服；弱者二丸。兼治卒中恶，腹胀痛，口不能言；又治连年积冷，流注心胸痛，并冷冲上气，落马坠车血疾等，皆主之。忌口如常法。

腹满寒疝宿食病脉证治第十

【原文】跌阳脉微弦，法当腹满，不满者必便难，两胠①疼痛，此虚寒从下上也，当与温药服之。(1)

【提要】本条论述虚寒性腹满的病机、辨证与治则。

【词解】①两胠（qū）：胸胁两旁当臂之处。“胠”亦有认为乃“脚”之简写。

【原文】病者腹满，按之不痛为虚，痛者为实，可下之。舌黄未下者，下之黄自去。(2)

【提要】本条论述腹满的虚实辨证以及实证腹满的治法。

【原文】腹满时减，复如故，此为寒，当与温药。(3)

【提要】本条论述虚寒性腹满的特点和治则。

**【原文】病者痿黄，躁而不渴，胸中寒实而利

不止者，死。(4)

【提要】本条论述腹满寒实内结、里阳衰竭的症状与预后。

【原文】寸口脉弦，即胁下拘急而痛，其人啬啬恶寒[①]也。(5)

夫中寒家，喜欠，其人清涕出，发热色和者，善嚏。(6)

中寒，其人下利，以里虚也，欲嚏不能，此人肚中寒。(7)

【提要】此三条论述腹满表里俱寒的脉证。

【词解】①啬（sè）啬恶寒：即恶寒蜷缩发抖之态。

【原文】夫瘦人绕脐痛，必有风冷，谷气不行[①]，而反下之，其气必冲，不冲者，心下则痞也。(8)

【提要】本条论述寒疝误下的变证。

【词解】①谷气不行：即水谷不化而大便秘结不行。

【原文】病腹满，发热十日，脉浮而数，饮食

如故，厚朴七物汤主之。(9) ※

【提要】本条论述腹满里实兼表证的证治。病机属阳明腑实初成，而表证未罢，表里同病，症见腹部胀满，大便不通，饮食如故，微恶风寒，舌质微红，苔黄厚，脉浮数等，治以表里双解，方用厚朴七物汤。

【方药】厚朴七物汤方：

厚朴半斤　甘草　大黄各三两　大枣十枚　枳实五枚　桂枝二两　生姜五两

上七味，以水一斗，煮取四升，温服八合，日三服。呕者加半夏五合；下利去大黄；寒多者加生姜至半斤。

【方解】方中桂枝汤解肌发表，腹满不痛故去芍药；厚朴、枳实、大黄行气除满。

【方歌】

厚朴七物枳大黄，桂草姜枣共入汤，

阳明里实表未罢，浮数发热腹满胀。

【原文】腹中寒气，雷鸣切痛[①]，胸胁逆满，呕吐，附子粳米汤主之。(10) ※

【提要】本条论述中焦虚寒并水饮内停的腹满证治。脾胃虚寒，水湿内停，症见腹中冷痛，肠鸣漉漉，胸胁逆满，呕吐，四肢不温，食少倦怠，口淡不渴，小便清长，舌苔白滑，脉沉迟等，治以散寒降逆，温中止痛，方用附子粳米汤。

【词解】①雷鸣切痛：形容肠鸣重，如同雷鸣；腹痛剧，如刀切之状。

【方药】附子粳米汤方：

附子一枚（炮） 半夏半升 甘草一两 大枣十枚 粳米半斤

上五味，以水八升，煮米熟汤成，去滓，温服一升，三日服。

【方解】方中附子温中散寒；半夏化饮降逆；粳米、甘草、大枣扶脾胃助运化缓急迫。

【方歌】

附子粳米腹中寒，草枣半夏来作伴，
阳虚饮逆呕吐涎，雷鸣切痛胁逆满。

【原文】痛而闭①者，厚朴三物汤主之。(11)

【提要】本条论述腹满胀重于积的证治。实热内积于胃，气机阻滞，胀重于积，症见腹部胀满疼痛，大便闭结不通，心烦尿赤，舌红苔黄，脉滑有力或沉实等，治以行气导滞，通便泄热，方用厚朴三物汤。

【词解】①闭：指大便闭结不通。

【方药】厚朴三物汤方：

厚朴八两　大黄四两　枳实五枚

上三味，以水一斗二升，先煮二味，取五升，内大黄，煮取三升，温服一升。以利为度。

【方解】方中厚朴八两为君，行气泄满；大黄、枳实去积通便；方后注明后“先煮二味……内大黄”，是发挥其泻热通腑作用，“以利为度”是要求“中病即止”，防止再度利下反伤脾胃。

【方歌】

厚朴三物腹满方，朴八枳五四两黄，

腹痛便闭脉滑实，行气除满速煎尝。

【原文】按之心下满痛者，此为实也，当下之，宜大柴胡汤。(12)

【提要】本条论述里实兼少阳证的心下满痛证

治。阳明少阳合病，症见胃脘痞满痛，寒热往来，郁郁微烦，呕不止，心下急或痞硬，口苦、咽干、目眩，大便干结或下痢，小便色深，苔黄少津，脉弦数等，治以和解少阳，通腑泄热，方用大柴胡汤。

【方药】大柴胡汤方：

柴胡半斤　黄芩三两　芍药三两　半夏半升（洗）　枳实四枚（炙）　大黄二两　大枣十二枚　生姜五两

上八味，以水一斗二升，煮取六升，去滓，再煎，温服一升，日三服。

【方解】柴胡配黄芩、半夏、生姜和解少阳之邪；芍药、大黄、枳实泻阳明热结；大枣安中。

【方歌】

大柴胡汤用大黄，枳实芩夏芍枣姜，

阳明里实兼少阳，和解攻里妙法攘。

【原文】腹满不减，减不足言，当须下之，宜大承气汤。（13）

【提要】本条论述腹满积胀俱重的证治。燥屎内结胃肠，积胀俱重，症见痞满燥实坚俱备，治以荡涤肠胃，方用大承气汤。

【方药】大承气汤方：见前痉病中。

【原文】心胸中大寒痛，呕不能饮食，腹中寒，上冲皮起，出见有头足①，上下痛而不可触近，大建中汤主之。(14) ※

【提要】本条论述阳虚寒盛腹满痛的证治。脾胃阳衰，中焦寒甚，症见腹痛剧，面广，包块攻冲，呕吐，手足逆冷，苔薄白，脉沉伏等，治以温补建中，散寒止痛，方用大建中汤。

【词解】①上冲皮起，出见有头足：指腹部皮肤因寒气攻冲而起伏，出现犹如头、足般的块状肠型蠕动。

【方药】大建中汤方：

蜀椒二合（去汗）　干姜四两　人参二两

上三味，以水四升，煮取二升，去滓，内胶饴一升，微火煎取一升半，分温再服；如一炊顷①，可饮粥二升，后更服，当一日食糜②，温覆之。

【词解】①如一炊顷：意即大约烧一餐饭的时

间。②食糜：即喝粥。

【方解】方中饴糖为君大建中阳、缓急止痛；蜀椒、干姜温中散寒；人参温补脾胃。

【方歌】

大建中汤建中阳，人参椒姜君饴糖，

心胸大痛呕不食，腹起包块寒气张。

【原文】胁下偏痛，发热，其脉紧弦，此寒也，以温药下之，宜大黄附子汤。(15) ※

【提要】本条论述寒实内结的腹满痛证治。寒实内结，症见胁下偏痛，腹部胀满疼痛，拒按，大便不通，形寒肢冷，舌白黏腻，脉弦紧等，治以温下寒积，方用大黄附子汤。

【方药】大黄附子汤方：

大黄三两　附子三枚（炮）　细辛二两

上三味，以水五升，煮取二升，分温三服。若强人，煮取二升半，分温三服。服后如人行四五里，进一服。

【方解】方中大黄泻下通便；附子、细辛温阳散寒止痛，并制大黄寒凉之性，为后世温下剂的祖方。

【方歌】

金匮大黄附子汤，再加细辛共煎尝，

胁下偏痛脉弦紧，温下寒积是祖方。

【原文】**寒气厥逆，赤丸主之。(16)**

【提要】本条论述寒饮并发厥逆的腹痛证治。阳虚阴盛，寒饮上逆，症见腹满痛、肢厥、呕吐、心下悸、舌质淡红、多齿痕、苔白滑、脉沉细而迟等，治以散寒止痛，化饮降逆，方用赤丸。

【方药】赤丸方：

茯苓四两　半夏四两（洗）一方用桂　乌头二两（炮）　细辛一两（《千金》作人参）

上四味，末之，内真朱①为色，炼蜜丸如麻子大，先食酒饮下三丸，日再夜一服；不知，稍增之，以知为度。

【词解】①真朱：即朱砂。

【方解】方中乌头、细辛驱沉寒，止痛救逆；茯苓、半夏，化饮降逆止呕；朱砂重镇降逆；白蜜调和乌头与半夏两味反药之性。以丸为剂并小剂量连续服用，以求缓图。

【方歌】

赤丸辛夏苓乌头，散寒化饮止痛优，

蜜丸酒下朱砂裹，寒气厥逆莫苦愁。

【原文】腹痛，脉弦而紧，弦则卫气不行，即恶寒，紧则不欲食，邪正相搏，即为寒疝。绕脐痛，若发则白汗出①，手足厥冷，其脉沉弦者，大乌头煎主之。(17) ※

【提要】本条论述寒疝的病机和证治。阳虚阴盛，阴寒痼结，症见腹部剧烈疼痛，绕脐急痛，痛甚则唇青面白，肢冷汗出，恶寒不欲食，舌淡苔白，脉弦而紧等，治以破积散寒止痛，方用大乌头煎。

【词解】①白汗：剧痛时出的冷汗。

【方药】大乌头煎方：

乌头（大者）五枚（熬，去皮，不㕮咀）

上以水三升，煮取一升，去滓，内蜜二升，煎令水气尽，取二升，强人服七合，弱人服五合。不差，明日更服，不可一日再服。

【方解】方中重用乌头起沉寒痼冷，温通经脉，缓急止痛；蜂蜜缓急补虚，延长药效，并制乌头之毒性。

【方歌】

寒疝腹痛乌头煎，绕脐痛急脉沉弦，

肢厥白汗发有时，白蜜缓毒增效兼。

【原文】**寒疝腹中痛，及胁痛里急者，当归生姜羊肉汤主之。**(18)

【提要】本条论述血虚内寒的寒疝证治。血虚内寒，肝脉失去气血的温煦与濡养，症见寒疝腹中痛引及胁肋，并伴筋脉拘急，痛多轻缓，且喜温喜按，舌白淡，脉沉弦而涩等，治以养血散寒，方用当归生姜羊肉汤。

【方药】当归生姜羊肉汤方：

当归三两　生姜五两　羊肉一斤

上三味，以水八升，煮取三升，温服七合，日三服。若寒多者，加生姜成一斤；痛多而呕者，加橘皮二两、白术一两。加生姜者，亦加水五升，煮取三升二合，服之。

【方解】 方中当归养血补血；生姜散寒；羊肉温阳补虚。方后注明寒甚者重用生姜，以增散寒止痛之功；痛甚且呕者加白术、橘皮，健脾行气，和胃止呕。

【方歌】

当归生姜羊肉汤，养血散寒是妙方，

寒疝腹痛胁里急，虚劳不足亦可尝。

【原文】 **寒疝腹中痛，逆冷，手足不仁，若身疼痛，灸刺诸药不能治，抵当①乌头桂枝汤主之。**(19)

【提要】 本条论述寒疝兼表证的证治。阳虚阴盛，兼感外寒，表里俱寒，症见寒疝腹中急痛、四肢逆冷甚至手足不仁，伴见身疼痛等，治以双解表里寒邪，方用乌头桂枝汤。

【词解】 ①抵当："只宜"之意。

【方药】 乌头桂枝汤方：

乌头

上一味，以蜜二斤，煎减半，去滓，以桂枝汤五合解之①。得一升后，初服二合；不知，即服三合；又不知，复加至五合。其知者，如醉状，得吐者，为中病。

桂枝汤方：

桂枝三两（去皮）　芍药三两　甘草二两（炙）　生姜三两　大枣十二枚

上五味，锉，以水七升，微火煮取三升，去滓。

【词解】①解之：混合、稀释之意。

【方解】此方以大乌头煎起沉寒以缓急痛；加桂枝汤和营卫以解表寒。

【方歌】

桂枝汤合乌头煎，寒疝腹痛内外兼，

手足不仁身疼痛，逐寒解表抵当先。

【原文】其脉数而紧乃弦，状如弓弦，按之不移。脉数弦者，当下其寒；脉紧大而迟者，必心下坚；脉大而紧者，阳中有阴，可下之。(20)

【提要】本条论述寒实可下的脉证和治法。

【原文】问曰：人病有宿食，何以别之？师曰：寸口脉浮而大，按之反涩，尺中亦微而涩，故知有宿食，大承气汤主之。(21)

脉数而滑者，实也，此有宿食，下之愈，宜大承气汤。(22)

下利不饮食者，有宿食也，当下之，宜大承气汤。(23)

【提要】此三条论述宿食在下的脉症和治法。

【原文】宿食在上脘，当吐之，宜瓜蒂散。(24)

【提要】本条论述宿食在上的证治。宿食初停上脘，有上越之机，症见胸脘痞闷、温温欲吐、嗳腐、脉紧等，因势利导，治用吐法，方用瓜蒂散。

【方药】瓜蒂散方：

瓜蒂一分（熬黄）　赤小豆一分（煮）

上二味，杵为散，以香豉七合煮取汁，和散一钱匕，温服之。不吐者，少加之，以快吐为度而止亡血及虚者不可与之。

【方解】瓜蒂味苦涌吐实邪；赤小豆味酸行水解毒；佐香豉汁开郁结，和胃气。

【方歌】

瓜蒂散用赤小豆，涌吐宿食涤痰优，

香豉煮汁和散服，邪结上脘呕泛喉。

【原文】脉紧如转索无常者，有宿食也。(25)

脉紧头痛，风寒，腹中有宿食不化也。(26)

【提要】此二条论述宿食病的脉象与兼症。其症可见嗳腐吞酸，不欲食，乃至胸闷、脘痞、腹痛等。若是外感风寒的脉紧，则当伴有恶寒、发热、头痛、脉浮等。

【原文】附方：

《外台》乌头汤：治寒疝腹中绞痛，贼风入攻五脏，拘急不得转侧，发作有时，使人阴缩，手足厥逆。方见上。

《外台》柴胡桂枝汤方：治心腹卒中痛者。

柴胡四两　黄芩　人参　芍药　桂枝　生姜各一两半　甘草一两　半夏二合半　大枣六枚

上九味，以水六升，煮取三升，温服一升，日三服。

《外台》走马汤：治中恶心痛腹胀，大便不通。

巴豆二枚（去皮心，熬）　杏仁二枚

上二味，以绵缠，搥令碎，热汤二合，捻取白汁饮之，当下。老小量之。通治飞尸鬼击病。

五脏风寒积聚病脉证并治第十一

【原文】肺中风者，口燥而喘，身运而重，冒而肿胀。(1)

肺中寒，吐浊涕。(2)

肺死脏，浮之虚，按之弱如葱叶，下无根者，死。(3)

【提要】此三条论述肺中风、肺中寒的症状和肺死脏的脉象。

【原文】肝中风者，头目瞤，两胁痛，行常伛[①]，令人嗜甘。(4)

肝中寒者，两臂不举，舌本燥，喜太息，胸中痛，不得转侧，食则吐而汗出也。(5)

肝死脏，浮之弱，按之如索不来，或曲如蛇行者，死。(6)

【提要】此三条论述肝中风、肝中寒的症状，和肝死脏的脉象。

【词解】①伛（yǔ）：驼背之意。

【原文】肝著[①]，其人常欲蹈其胸上[②]，先未苦时，但欲饮热，旋覆花汤主之。(7) ※

【提要】本条论述肝着的证治。肝经所过之处气血郁滞，着而不行，症见胸胁痞闷不舒或胀痛、刺痛，喜热饮或揉按、捶打胸部稍有缓解。治以行气活血、通阳散结，方用旋覆花汤。

【词解】①肝著：肝经气血郁滞，着而不行所致之病证。著，同“着”，本义为附着、依附，此处引申为留滞之意。②蹈其胸上：蹈，原为足踏之意，此处指用手推揉按压，甚则捶打胸部。

【方药】旋覆花汤方：

旋覆花三两　葱十四茎　新绛少许

上三味，以水三升，煮取一升，顿服之。

【方解】方中旋覆花下气而善通肝络；新绛活血行瘀；葱茎通阳散结。

【方歌】

旋覆花汤新绛葱，肝络气血着不通，

散瘀通阳行气滞，热饮不解苦蹈胸。

【原文】心中风者，翕翕发热，不能起，心中饥，食即呕吐。(8)

心中寒者，其人苦病心如啖蒜状，剧者心痛彻背，背痛彻心，譬如蛊注[①]。其脉浮者，自吐乃愈。(9)

【提要】此二条论述心中风、心中寒的症状。

【词解】①蛊注：病名。发作时胸闷腹痛，犹如虫咬之状。

【原文】心伤者，其人劳倦，即头面赤而下重，心中痛而自烦，发热，当脐跳，其脉弦，此为心脏伤所致也。(10)

心死脏，浮之实如麻豆，按之益躁疾者，死。(11)

【提要】此二条论述心伤的脉症，及心死脏的脉象。

【原文】邪哭[①]使魂魄不安者，血气少也；血气少者属于心，心气虚者，其人则畏，合目欲眠，梦远行，而精神离散，魂魄妄行。阴气衰者为癫，

阳气衰者为狂。(12)

【提要】本条论述血气虚少出现的精神异常病证。

【词解】①邪哭：指精神失常，无故悲伤哭泣，有如邪鬼作祟。

【原文】**脾中风者，翕翕发热，形如醉人，腹中烦重，皮目瞤瞤而短气。(13)**

脾死脏，浮之大坚，按之如覆杯洁洁[①]，状如被摇者，死。(14)

【提要】此二条论述脾中风的症状及脾死脏的脉象。

【词解】①按之如覆杯洁洁：形容脉象中空，如覆空杯。

【原文】**趺阳脉浮而涩，浮则胃气强，涩则小便数，浮涩相搏，大便则坚，其脾为约[①]，麻子仁丸主之。(15)**

【提要】本条论述脾约的病机和证治。胃强热结，脾弱阴亏，症见便干结，小便频数，食欲旺盛，趺阳脉浮涩等，治以泄热润燥，缓通大便，方用麻子仁丸。

【词解】①其脾为约：指胃强脾弱，脾被胃所约束。

【方药】麻子仁丸方：

麻子仁二升　芍药半斤　枳实一斤　大黄一斤　厚朴一尺　杏仁一升（去皮尖）

上六味，末之，炼蜜和丸梧子大，饮服十丸，日三，以知为度。

【方解】方中麻子仁、杏仁、芍药润燥滑肠；大黄、枳实、厚朴泄热通便；炼蜜为丸可甘缓润肠。

【方歌】

麻子仁丸治脾约，大黄枳朴杏仁芍，
胃热津枯便难解，润肠通便功效高。

【原文】肾著之病，其人身体重，腰中冷，如坐水中，形如水状，反不渴，小便自利，饮食如故，病属下焦，身劳汗出，衣里冷湿，久久得之，腰以下冷痛，腹重①如带五千钱，甘姜苓术汤主之。(16) ※

【提要】本条论述肾著的成因和证治。起于劳作汗出，久久而成寒湿，痹著腰部，症见腰及腰以下部位冷、痛、肿、沉重、口不渴等，治以温中健脾、散寒除湿，方用甘姜苓术汤。

【词解】①腹重：亦有写做“腰重”，是腰腹困重之义。

【方药】甘草干姜茯苓白术汤方：

甘草　白术各二两　干姜　茯苓各四两

上四味，以水五升，煮取三升，分温三服，腰中即温。

【方解】干姜配甘草温中散寒；茯苓配白术健脾祛湿。

【方歌】

甘姜苓术肾着汤，劳汗冷湿腰府伤，
冷痛肿重病久久，燠土胜水温脾阳。

【原文】肾死脏，浮之坚，按之乱如转丸[①]，益下入尺中者，死。(17)

【提要】本条论述肾死脏的脉象。肾的真脏脉表现为轻取坚而不柔和，重按乱如转丸，躁动不宁，尺部尤为明显，此乃真气不固而外脱之象。

【词解】①乱如转丸：形容脉象躁动，如弹丸之乱转。

【原文】问曰：三焦竭部[①]，上焦竭善噫，何谓也？师曰：上焦受中焦气未和，不能消谷，故能噫耳。下焦竭，即遗溺失便。其气不和，不能自禁制，不须治，久则愈。(18)

师曰：热在上焦者，因咳为肺痿；热在中焦者，则为坚；热在下焦者，则尿血，亦令淋秘不通。大肠有寒者，多鹜溏；有热者，便肠垢。小肠有寒者，其人下重便血；有热者，必痔。(19)

【提要】此二条论述三焦竭部，及热在三焦和大小肠寒热的证候。

【词解】①三焦竭部：三焦各部所属脏腑功能衰退。

【原文】问曰：病有积、有聚、有檕气[①]，何谓也？师曰：积者，脏病也，终不移；聚者，腑病也，发作有时，展转痛移，为可治；檕气者，胁下痛，按之则愈，复发为谷气。

诸积大法，脉来细而附骨者，乃积也。寸口，积在胸中；微出寸口，积在喉中；关上，积在脐旁；上关上，积在心下；微下关，积在少腹；尺中，积在气冲。脉出左，积在左；脉出右，积在右；脉两出，积在中央。各以其部处之。(20)

【提要】本条论述积、聚、谷气的区别和积病的主要脉象。

【词解】①槃（gǔ）气：即谷气，指水谷之气停积留滞，土壅侮木，肝气郁结的疾病。

痰饮咳嗽病脉证并治第十二

【原文】问曰：夫饮有四，何谓也？师曰：有痰饮，有悬饮，有溢饮，有支饮。(1)

问曰：四饮何以为异？师曰：其人素盛今瘦[①]，水走肠间，沥沥有声[②]，谓之痰饮；饮后水流在胁下，咳唾引痛，谓之悬饮；饮水流行，归于四肢，当汗出而不汗出，身体疼重，谓之溢饮；咳逆倚息[③]，短气不得卧，其形如肿，谓之支饮。(2) ※

【提要】以上两条论述痰饮的分类和四饮的主症，为全篇之提纲。痰饮是水饮聚于胃肠，与脾关系致密。悬饮是水饮流注于胁下，累及肝肺。溢饮是水饮阻于四肢肌表，责之肺脾之脏。支饮是水饮停留于胸膈，影响心肺。

【词解】①素盛今瘦：谓痰饮病人在未病之前身体丰满，既病之后身体消瘦。②沥沥有声：水饮在肠间流动时所发出的声音。③咳逆倚息：咳嗽气逆，不能平卧，须倚床呼吸。

【原文】**水在心，心下坚筑[①]，短气，恶水不欲饮。(3)**

水在肺，吐涎沫，欲饮水。(4)

水在脾，少气身重。(5)

水在肝，胁下支满，嚏而痛。(6)

水在肾，心下悸。(7)

【提要】以上五条论水饮在五脏的临床表现。

【词解】①心下坚筑：心下部位满闷痞坚，又悸动不安。

【原文】**夫心下有留饮[①]，其人背寒冷如手大。(8)**

留饮者，胁下痛引缺盆，咳嗽则辄已[②]。(9)

胸中有留饮，其人短气而渴，四肢历节痛。脉沉者，有留饮。(10)

【提要】以上三条论述留饮在心下、胁下、胸中的证候。

【词解】①留饮：留而不去，顽固的饮邪。②咳嗽则辄已：咳嗽时加剧。

【原文】**膈上病痰，满喘咳吐，发则寒热，背痛腰疼，目泣自出，其人振振身瞤剧，必有伏饮[1]。(11)**

【提要】本条论述伏饮发作前后的症状。

【词解】①伏饮：平素潜伏体内，根深蒂固，遇有诱因伺机发作的饮邪。

【原文】**夫病人饮水多，必暴喘满。凡食少饮多，水停心下，甚者则悸，微者短气。**

脉双弦者，寒也，皆大下后善虚；脉偏弦者，饮也。(12)

【提要】本条论述痰饮病成因和脉症。

【原文】**肺饮不弦，但苦喘短气。(13)**

支饮亦喘而不能卧，加短气，其脉平也。(14)

【提要】以上两条论述支饮轻证的脉症。

【原文】**病痰饮者，当以温药和之。(15)** ※

【提要】本条论述痰饮病的治疗原则。饮为阴邪，成于肺脾肾、上中下三焦阳气的温运失职，而饮邪特性得寒则凝，得温则行。因此治疗痰饮病应借助“温药”振奋阳气，开发腠理，通调水道。

"和之"既指温燥不宜太过，又指勿专于温补，宜兼和他法。

【原文】心下有痰饮，胸胁支满，目眩，苓桂术甘汤主之。(16) ※

【提要】本条论述痰饮停留心下的证治。饮停胃脘，累及胸胁，阻碍气机，故见胸胁支满；清阳不升，浊阴不降，则头晕目眩。病机属脾虚饮停心下。治用苓桂术甘汤温阳化饮，健脾利水。

【方药】茯苓桂枝白术甘草汤方：

茯苓四两　桂枝　白术各三两　甘草二两

上四味，以水六升，煮取三升，分温三服，小便则利。

【方解】方中桂枝配茯苓温阳化饮，白术配甘草补土制水。四药合用，通阳化气，导饮从小便而下，故"小便则利"。

【方歌】

苓桂术甘痰饮方，温阳化饮健脾阳，
饮停心下胸胁满，短气眩悸皆可尝。

【原文】夫短气，有微饮[①]**，当从小便去之，**

苓桂术甘汤主之，肾气丸亦主之。(17) ※

【提要】本条论述微饮在脾、在肾的不同证治。苓桂术甘汤证偏饮停中焦，肾气丸证偏饮停下焦。

【词解】①微饮：轻微的水饮。

【原文】病者脉伏，其人欲自利①，利反快，虽利，心下续坚满②，此为留饮欲去故也，甘遂半夏汤主之。(18)

【提要】本条论述留饮证治。水饮停留，阻遏阳气，脉道不利，故脉伏。未经攻下，自欲下利，利后觉舒，为正气逐邪，留饮欲去之势。虽下利，但留饮痼结，加新饮复积，故心下续坚满。治用甘遂半夏汤因势利导，攻逐水饮。

【词解】①自利：不用攻下药而大便自行下利。②续坚满：心下仍然有坚满之症。

【方药】甘遂半夏汤方：

甘遂（大者）三枚　半夏十二枚（以水一升，煮取半升，去滓）　芍药五枚　甘草（如指大）一枚（炙）

上四味，以水二升，煮取半升，去滓，以蜜半升，和药汁煎取八合，顿服之。

【方解】方中甘遂攻逐留饮，半夏散结化饮，芍药、白蜜酸收甘缓以安中，甘遂、甘草相反相成，激荡留饮以尽之。

【方歌】

甘遂半夏草白芍，留饮欲去逐水消，
脉伏自利心下满，相反配伍功效高。

【原文】脉浮而细滑，伤饮。(19)

【提要】本条论述痰饮初期饮邪尚轻的脉象。

【原文】脉弦数，有寒饮，冬夏难治。(20)

【提要】本条论述寒饮脉症不符的预后。

【原文】脉沉而弦者，悬饮内痛①。(21)

病悬饮者，十枣汤主之。(22)

【提要】本条论述悬饮的脉症和治疗。脉沉主里，弦主饮主痛。饮流胁下，阻遏气机升降，肝络失和，则胁下痛饮胸胁，咳嗽加剧。十枣汤泻下逐饮。

【词解】①内痛：胸胁部牵引疼痛。

【方药】十枣汤方：

芫花（熬） 甘遂 大戟各等分

上三味，捣筛，以水一升五合，先煮肥大枣十枚，取八合，去滓，内药末。强人服一钱匕，羸人服半钱，平旦温服之；不下者，明日更加半钱。得快下后，糜粥自养。

【方解】方中甘遂行经隧水湿，大戟泄脏腑水湿，芫花攻胸胁癖饮，共奏攻逐破水之功，药性峻猛，易伤正气，故配以大枣健脾扶正。

【方歌】

十枣逐水效堪夸，甘遂大戟与芫花，

悬饮内痛咳胸满，支饮邪盛用无差。

【原文】病溢饮者，当发其汗，大青龙汤主之；小青龙汤亦主之。(23) ※

【提要】本条论述溢饮的证治。溢饮采用发汗法，使外溢肌表水湿从汗而解，是“其在皮者，汗而发之”的具体应用。其中大青龙汤发汗兼清泄郁热，小青龙汤发汗兼温化里饮。

【方药】大青龙汤方：

麻黄六两（去节）　桂枝二两（去皮）　甘草二两（炙）　杏仁四十个（去皮尖）　生姜三两　大枣十二枚　石膏如鸡子大（碎）

上七味，以水九升，先煮麻黄，减二升，去上沫，内诸药，煮取三升，去滓，温服一升，取微似汗。汗多者，温粉粉之。

小青龙汤方：

麻黄三两（去节）　芍药三两　五味子半升　干姜三两　甘草三两（炙）　细辛三两　桂枝三两（去皮）　半夏半升（汤洗）

上八味，以水一斗，先煮麻黄，减二升，去上沫，内诸药，煮取三升，去滓，温服一升。

【方解】大青龙汤中麻黄配以桂枝、杏仁、生姜发汗解表，宣肺散饮；石膏清透郁热，甘草、大枣实脾和中，以助汗源。小青龙汤中麻黄配桂枝发汗解表散饮，配细辛、干姜、半夏温化寒饮，降逆镇咳；芍药、五味酸收，以防麻黄、细辛、干姜、半夏辛温发散太过，耗伤正气；炙甘草配芍药酸甘化阴，避免辛温之品温燥伤津。

【方歌】

小青龙汤最有功，风寒束表饮停胸，

辛夏甘草和五味，姜桂麻黄芍药同。

大青龙汤功效好，麻桂杏草膏姜枣，

发汗解表清里热，亦治溢饮汗出少。

【原文】膈间支饮，其人喘满，心下痞坚，面色黧黑，其脉沉紧，得之数十日，医吐下之不愈，木防己汤主之。虚者[1]即愈，实者[2]三日复发。复与不愈者，宜木防己汤去石膏加茯苓芒硝汤主之。(24)

【提要】本条论述膈间支饮的证治。水饮停留胸膈，上逆迫肺，气机不降，则气喘胸满；心下痞坚为饮停心下之征；面色黧黑为水饮停聚，营卫运行不利的表现；脉沉紧为寒饮停伏于里；吐后饮邪不去，反伤正气，治以木防己汤利水降逆，消饮扶正。服药后痞坚转为虚软，是水去气行之征。若病重药轻，虚软变硬，为水停气阻，坚结成实之证，予木防己汤去石膏加茯苓芒硝汤俾结聚之饮邪，软坚利水，前后分消。

【词解】①虚者：此指痞结虚软。②实者：此指坚结成实。

【方药】木防己汤方：

木防己三两　石膏十二枚（如鸡子大）　桂枝二两　人参四两

上四味，以水六升，煮取二升，分温再服。

木防己去石膏加茯苓芒硝汤方：

木防己　桂枝各二两　人参　茯苓各四两　芒硝三合

上五味，以水六升，煮取二升，去滓，内芒硝，再微煎。分温再服，微利则愈。

【方解】木防己汤中木防己攻逐水饮，石膏沉降上逆之饮邪，桂枝通阳利水，人参扶正补虚。木防己汤去石膏加茯苓芒硝汤中去石膏辛凉之性，加茯苓之淡渗，以助防己、桂枝行水，加咸寒之芒硝软坚消积以除其实，用人参扶正补虚。

【方歌】

木防己汤参膏桂，补虚清热兼利水，

膈间支饮喘满胀，心痞脉沉此方摧，

若见痞实便燥结，膏变硝苓病可回。

【原文】心下有支饮，其人苦冒眩[①]，泽泻汤主之。(25) ※

【提要】本条论水饮冒眩证治。水饮上犯，清阳不能上达，故头昏目眩。治以泽泻汤利水消饮，降逆止眩。

【词解】①冒眩：头昏目眩，如有冒蔽。即严重的眩晕伴有呕吐、头痛、头重等表现。

【方药】泽泻汤方：

泽泻五两　白术二两

上二味，以水二升，煮取一升，分温再服。

【方解】方中泽泻利水消饮，白术健脾制水，达到浊阴下行，清阳上达之效。

【方歌】

泽泻汤乃冒眩方，泽五术二共煎尝，

心下支饮呕头痛，降逆止眩此方良。

【原文】支饮胸满者，厚朴大黄汤主之。(26)

【提要】本条论述饮热郁肺胸满兼阳明腑实证治。治以厚朴大黄汤理气逐饮，荡涤实邪。

【方药】厚朴大黄汤方：

厚朴一尺　大黄六两　枳实四枚

上三味，以水五升，煮取二升，分温再服。

【方解】方中厚朴理气逐饮，行滞消满，下气平喘；大黄通腑泻热；枳实消痞散结。

【方歌】

厚朴大黄汤枳实，疏导胃肠荡邪实，

支饮咳逆不得卧，腹满便秘只恐迟。

【原文】**支饮不得息，葶苈大枣泻肺汤主之方见肺痈中。**(27)　※

【提要】本条论述支饮壅肺证治。支饮阻肺，气机不利，故不得息。治以葶苈大枣泻肺汤开泻肺气，逐饮利水。

【方解】方中葶苈子泻肺下气，破水逐饮，重用大枣安中护正，缓解葶苈子峻猛之性。

【原文】**呕家本渴，渴者为欲解；今反不渴，心下有支饮故也，小半夏汤主之。**(28)

【提要】本条论述心下饮逆致呕的预后和治法。呕家若见口渴，为胃阳渐复之征，若不渴，此为心下仍有饮邪停积，故以小半夏汤散寒化饮，降逆止呕。

【方药】小半夏汤方：

半夏一升　生姜半斤

上二味，以水七升，煮取一升半，分温再服。

【方解】方中半夏涤痰化饮，降逆止呕，生姜消散寒饮，同时减缓半夏之毒。

【方歌】

小半夏汤用生姜，化饮降逆温胃阳，

心下支饮呕不渴，呕家祖方显效强。

再加茯苓能利水，呕痞眩悸一方尝。

【原文】腹满，口舌干燥，此肠间有水气，己椒苈黄丸主之。(29)

【提要】本条论述肠间饮结成实的证治。脾胃运化失司，饮停气滞，故腹满；饮阻气滞，津液不能上承，故口舌干燥；治以己椒苈黄丸攻坚逐饮，化气行水。

【方药】防己椒目葶苈大黄丸方：

防己　椒目　葶苈（熬）　大黄各一两

上四味，末之，蜜丸如梧子大，先食饮服一丸，日三服，稍增。口中有津液，渴者加芒硝半两。

【方解】 方中防己渗透肠间水气，椒目除心腹水饮，两药相合导饮从小便而去；葶苈开宣肺气，通利肠道，大黄泻实涤饮，诸药合用，使水饮前后分消。

【方歌】

逐饮己椒苈黄丸，前后分消善攻坚，

肠间水气腹鸣胀，口干便难脉滑弦。

【原文】 **卒呕吐，心下痞，膈间有水，眩悸者，小半夏加茯苓汤主之。**(30)

【提要】 本条论述饮邪致呕兼眩悸的证治。膈间饮盛上逆，阻碍气机升降所致上述诸症。治以小半夏加茯苓汤利水降逆，宁心镇悸。

【方药】 小半夏加茯苓汤方：

半夏一升　生姜半斤　茯苓三两（一法四两）

上三味，以水七升，煮取一升五合，分温再服。

【方解】 本方在小半夏汤基础上，加一味茯苓淡渗利水，导饮下出。

【原文】 **假令瘦人脐下有悸，吐涎沫而癫**

眩[①]，此水也，五苓散主之。(31) ※

【提要】本条论述下焦饮逆致悸吐眩证治。饮停中焦，脾胃运化不利，水谷充养不及则形瘦；“脐下有悸，吐涎沫而癫眩”症状为水饮于下、于中、于上所致。治以五苓散化气利水。

【词解】①癫眩：“癫”当作“颠”。《说文》：“颠，顶也。”癫眩指头目昏眩直达头顶。

【方药】五苓散方：

泽泻一两一分　猪苓三分（去皮）　茯苓三分　白术三分　桂枝二分（去皮）

上五味，为末。白饮服方寸匕，日三服，多饮暖水，汗出愈。

【方解】方中泽泻、猪苓、茯苓淡渗利水，白术温脾利水，桂枝解肌通阳化气，诸药相合，共奏温阳化气利水之功。

【方歌】

五苓散内用桂枝，泽泻二苓白术施，
下焦饮逆悸眩吐，太阳蓄水与水逆。

【原文】咳家其脉弦，为有水，十枣汤主

之。(32)

夫有支饮家，咳烦，胸中痛者，不卒死，至一百日或一岁，宜十枣汤。(33)

【提要】以上两条论述水饮犯肺，久病邪实咳嗽的治疗。治以十枣汤攻逐水饮。

【原文】久咳数岁，其脉弱者，可治；实大数者，死；其脉虚者，必苦冒，其人本有支饮在胸中故也，治属饮家。(34)

【提要】本条指出痰饮咳嗽的脉症和预后。

【原文】咳逆倚息不得卧，小青龙汤主之方见上及肺痈中。(35) ※

【提要】本条论述外寒引动内饮的支饮证治。治以小青龙汤温饮散寒。

【原文】青龙汤下已，多唾，口燥，寸脉沉，尺脉微，手足厥逆，气从小腹上冲胸咽，手足痹，其面翕热如醉状，因复下流阴股，小便难，时复冒者，与茯苓桂枝五味子甘草汤，治其气冲。(36)

【提要】本条论述服用小青龙汤后引发冲气上逆的证治。治以桂苓五味甘草汤敛气平冲。

【方药】 桂苓五味甘草汤方：

茯苓四两　桂枝四两（去皮）　甘草三两（炙）　五味子半升

上四味，以水八升，煮取三升，去滓，分三温服。

【方解】 方中桂枝辛温，配甘草辛甘化阳，平冲降逆，配茯苓利水趋下，通阳化气；五味子收敛耗散之肺气，并补肾以助气之根。

【方歌】

桂苓五味甘草汤，平冲化饮更通阳，

支饮尺微肢厥逆，头眩气冲亦可降。

【原文】 **冲气即低，而反更咳，胸满者，用桂苓五味甘草汤去桂加干姜、细辛，以治其咳满。**(37)

【提要】 本条承前论述支饮冲气已平而寒饮复动的证治。治以苓甘五味姜辛汤温肺化饮，敛肺止咳。

【方药】 苓甘五味姜辛汤方：

茯苓四两　甘草　干姜　细辛各三两　五味

子半升

上五味，以水八升，煮取三升，去滓，温服半升，日三服。

【方解】本方为桂苓五味甘草汤去平冲降逆的桂枝，加干姜、细辛散寒泄满，化饮止咳，五味子酸收以敛肺止咳。

【方歌】

苓甘五味姜辛汤，寒饮咳嗽常用方，
咳嗽痰多胸膈满，温肺化饮保安康，
若见头眩与呕恶，半夏加入效力彰，
再见形肿益杏仁，大黄加入胃热戗。

【原文】咳满即止，而更复渴，冲气复发者，以细辛、干姜为热药也。服之当遂渴，而渴反止者，为支饮也。支饮者，法当冒，冒者必呕，呕者复内半夏，以去其水。(38)

【提要】本条承上论述服苓甘五味姜辛汤的转归及兼冒呕的证治。治以苓甘五味姜辛夏汤。

【方药】桂苓五味甘草去桂加干姜细辛半夏汤方：

茯苓四两　甘草　细辛　干姜各二两　五味子　半夏各半升

上六味，以水八升，煮取三升，去滓，温服半升，日三服。

【方解】本方为苓甘五味姜辛汤加半夏散寒化饮，减少干姜、细辛剂量以防止辛热太过而化燥伤正。

【原文】水去呕止，其人形肿者，加杏仁主之。其证应内麻黄，以其人遂痹，故不内之；若逆而内之者，必厥。所以然者，以其人血虚，麻黄发其阳故也。(39)

【提要】本条承前论述体虚支饮兼形肿的证治。治以苓甘五味姜辛夏杏汤。

【方药】苓甘五味加姜辛半夏杏仁汤方：

茯苓四两　甘草三两　五味子半升　干姜三两　细辛三两　半夏半升　杏仁半升（去皮尖）

上七味，以水一斗，煮取三升，去滓，温服半升，日三服。

【方解】本方系苓甘五味姜辛夏汤加杏仁辛

开苦降，宣利肺气，增加干姜、细辛、甘草剂量以增强温肺化饮之力。

【原文】**若面热如醉，此为胃热上冲熏其面，加大黄以利之。（40）**

【提要】本条承前论述支饮兼胃肠实热上冲的证治。治以苓甘五味姜辛半杏大黄汤。

【方药】苓甘五味加姜辛半杏大黄汤方：

茯苓四两　甘草三两　五味子半升　干姜三两　细辛三两　半夏半升　杏仁半升　大黄三两

上八味，以水一斗，煮取三升，去滓，温服半升，日三服。

【方解】本方为苓甘五味姜辛半杏仁汤加大黄以清泻实热。

【原文】**先渴后呕，为水停心下，此属饮家，小半夏加茯苓汤主之。（41）**

【提要】本条论述水饮上逆致呕的证治。治以小半夏加茯苓汤降逆止呕、引水下行。

【方解】本方在小半夏汤基础上，加茯苓淡渗利水，使饮去津润，渴呕自止。

消渴小便不利淋病脉证并治第十三

【原文】厥阴之为病，消渴，气上冲心，心中疼热，饥而不欲食，食即吐，下之不肯止。(1)

【提要】本条论述厥阴病的消渴不可使用下法。

【原文】寸口脉浮而迟，浮即为虚，迟即为劳，虚则卫气不足，劳则荣气竭。趺阳脉浮而数，浮即为气，数即为消谷而大坚，气盛则溲数，溲数即坚，坚数相搏，即为消渴。(2)

【提要】本条通过脉象论述消渴的病机。前半段通过寸口脉阐述营卫两虚是消渴病发病的主因，后半段通过趺阳脉阐述胃热便坚成消渴的中消证。

【原文】男子消渴，小便反多，以饮一斗，小便一斗，肾气丸主之。(3) ※

【提要】本条论述下消的证治。因肾虚阳气衰微，既不能蒸腾津液以上润，又不能化气以摄水，故饮水一斗，小便亦一斗。治宜肾气丸补肾之虚，温养其阳，以恢复其蒸津化气之功，则消渴自可缓解。

【原文】脉浮，小便不利，微热，消渴者，宜利小便、发汗，五苓散主之。(4)

渴欲饮水，水入则吐者，名曰水逆，五苓散主之。(5)

【提要】以上两条指出气不化津的小便不利证治。两条虽均由停水引起，但在证候表现上略有不同，由于两者的病机在根本上是一致的，故皆用五苓散化气行水利小便，水去则诸症自解。

【原文】渴欲饮水不止者，文蛤散主之。(6)

【提要】本条指出渴欲饮水不止的治法。渴欲饮水，然水入不能消其热，而反转为热所消，故用文蛤散以咸凉润下，生津止渴。

【方药】文蛤散方：

文蛤五两

上一味，杵为散，以沸汤五合，和服方寸匕。

【方歌】

文蛤清热止燥渴，头晕时发脉小数，

舌质微红生津止，千愁散尽复颜色。

【原文】**淋之为病，小便如粟状，小腹弦急，痛引脐中。**(7)

【提要】本条论述淋病的症状。由于膀胱热盛，尿液为热所灼，结成固体物质，形如粟状，梗阻于中，以致热郁气滞，小便涩而难出，所以小腹拘急，痛引脐中。

【原文】**趺阳脉数，胃中有热，即消谷引食，大便必坚，小便即数。**(8)

【提要】本条接第 2 条之后，继续论述消渴病中消的病机。

【原文】**淋家不可发汗，发汗则必便血。**(9)

【提要】本条指出淋家禁发汗。

【原文】**小便不利者，有水气，其人苦渴，栝蒌瞿麦丸主之。**(10) ※

【提要】本条论述小便不利，下寒上燥水停的证治。肾主水而司气化，假若肾气不化，则小便不利而水气内停；气不化水，则津不上承而上焦燥热，故其人苦渴。治宜化气、利水、润燥，三者兼顾，可用栝蒌瞿麦丸。“苦渴”也写作“若渴”。

【方药】栝楼瞿麦丸方：

栝楼根二两　茯苓　山药各三两　附子一枚（炮）　瞿麦一两

上五味，末之，炼蜜丸梧子大。饮服三丸，日三服。不知，增至七八丸，以小便利，腹中温为知。

【方解】方中栝楼根、山药生津润燥，以治其渴；瞿麦、茯苓渗泄行水，以利小便；炮附子，熊温阳化气以治下寒，使津液上蒸，水气下行。

【方歌】

栝楼瞿麦药附苓，上燥下寒水气停，

小便不利苦口渴，腹冷肢肿化气行。

【原文】小便不利，蒲灰散主之，滑石白鱼散、茯苓戎盐汤并主之。(11)

【提要】本条论述小便不利的三种治法。若小便不利由湿热引起，即后世热淋，以化瘀利窍泄热之蒲灰散治之；若小便不利属血热夹瘀，破血妄行，即后世血淋，以止血消瘀利小便的滑石白鱼散治之；若小便不利属脾肾两虚，偏后世所谓劳淋、膏淋者，以健脾益肾利湿之茯苓戎盐汤治之。

【方药】蒲灰散方：

蒲灰七分　滑石三分

上二味，杵为散，饮服方寸匕，日三服。

滑石白鱼散方：

滑石二分　乱发二分（烧）　白鱼二分

上三味，杵为散。饮服半钱，日三服。

茯苓戎盐汤方：

茯苓半斤　白术二两　戎盐（弹丸大）一枚

上三味，先将茯苓、白术煎成，入戎盐，再煎，分温三服。

【方解】蒲灰散中，蒲灰即蒲黄粉，功善凉血化瘀消肿；滑石清热利湿。滑石白鱼散中，滑石清热利湿，白鱼消痰行血，乱发止血消瘀。茯苓戎盐汤中，戎盐咸寒助水脏，益精气；茯苓、白术健脾利湿。

【方歌】

蒲灰散内用滑石，凉血化瘀利热湿，

热淋血淋小便涩，皮水身肿亦可治。

滑石白鱼血余炭，血淋腹急血尿见，热涩赤痛脉小数，利尿止血瘀热散。

茯苓戎盐汤白术，益肾健脾湿热除，劳淋日久腰膝软，膏淋乳脂气力无。

【原文】**渴欲饮水，口干舌燥者，白虎加人参汤主之。**(12) ※

【提要】本条论述消渴由于阳明热盛伤津耗气的证治。消渴患者，必渴欲饮水，若饮水后仍然口干舌燥，是肺胃热盛，津气两伤之候。治以白虎加人参汤，益气生津，清热止渴。

【原文】**脉浮发热，渴欲饮水，小便不利者，猪苓汤主之。**(13)

【提要】本条论述水热互结，郁热伤阴的小便不利证治。

【方药】猪苓汤方：

猪苓（去皮） 茯苓 阿胶 滑石 泽泻各一两

上五味，以水四升，先煮四味，取二升，去滓，内胶烊消，温服七合，日三服。

【方解】方中二苓、泽泻、滑石淡渗利水兼以清热，阿胶滋阴润燥，使水去则热无所附，津复则口渴亦止。

【方歌】

猪苓汤中猪茯苓，泽泻阿胶滑石并，

小便不利热烦渴，利水养阴热亦平。

水气病脉证并治第十四

【原文】师曰：病有风水，有皮水，有正水，有石水，有黄汗。风水，其脉自浮，外证骨节疼痛，恶风；皮水，其脉亦浮，外证胕肿①，按之没指，不恶风，其腹如鼓，不渴，当发其汗；正水，其脉沉迟，外证自喘；石水，其脉自沉，外证腹满不喘；黄汗，其脉沉迟，身发热，胸满，四肢头面肿，久不愈，必致痈脓。(1) ※

【提要】本条总论水气病五种类型的脉证，并提出风水及皮水的治疗原则。最后论述黄汗病的脉证和转归。风水起于外邪袭表犯肺，肺气不宣，通调失职，以至于水湿泛溢于肌表。皮水与肺脾两脏相关，若肺失通调，脾失健运，则水停肌肤。正水为肾阳不足，水聚于内，上射于肺所致，可见腹满而喘。石水为阳虚而水停于里，水寒凝结于下，见少腹硬满如石。黄汗病以汗出色黄如柏汁为主症，起于外受水湿，郁蒸营卫，湿从热化，而汗出异常，日久不愈，又可发为痈脓。

【词解】①胕肿：“胕”通“肤”，胕肿指皮肤浮肿。

【原文】脉浮而洪，浮则为风，洪则为气，风气相搏。风强则为瘾疹，身体为痒，痒为泄风，久为痂癞；气强则为水，难以俯仰。风气相击，身体洪肿，汗出乃愈。恶风则虚，此为风水；不恶风者，小便通利，上焦有寒，其口多涎，此为黄汗。(2)

【提要】本条论述风水的发病机理以及风水与黄汗的鉴别。脉浮而洪，提示风邪和水气相合，与卫气相争于表。若水气偏盛，水为风激而溢于肌肤则为肿，甚者胀满喘促，难以俯仰，此为风水，亦当发汗乃愈。

【原文】寸口脉沉滑者，中有水气，面目肿大，有热，名曰风水。视人之目窠上微拥①**，如蚕新卧起状，其颈脉动，时时咳，按其手足上，陷而不起者，风水。**(3)

【提要】本条进一步说明风水的脉证。本条着重描述风水病的肿势。脉沉滑，为水气互结，病势增剧之象。

【词解】①目窠上微拥：眼胞微肿。

【原文】太阳病，脉浮而紧，法当骨节疼痛，反不疼，身体反重而酸，其人不渴，汗出即愈，此为风水。恶寒者，此为极虚，发汗得之。渴而不恶寒者，此为皮水。身肿而冷，状如周痹[①]，胸中窒，不能食，反聚痛，暮躁不得眠，此为黄汗，痛在骨节。咳而喘，不渴者，此为肺胀，其状如肿，发汗即愈。然诸病此者，渴而下利，小便数者，皆不可发汗。(4)

【提要】本条进一步讨论水气病的脉症及治法。

【词解】①周痹：以周身游走疼痛为主症的痹证。

【原文】里水者，一身面目黄肿，其脉沉，小便不利，故令病水。假如小便自利，此亡津液，故令渴也。越婢加术汤主之。(5) ※

【提要】 本条论述皮水夹热的证治。皮水的形成与肺失通调、脾失健运有关。水液不循常道输布，故一身面目肿甚，脉沉，小便不利。水郁于内而化热，故用越婢汤发汗散水，兼清郁热，配白术以加强除湿之效。

【原文】跌阳脉当伏，今反紧，本自有寒，疝瘕腹中痛，医反下之，下之即胸满短气。(6)

跌阳脉当伏，今反数，本自有热，消谷，小便数，今反不利，此欲作水。(7)

【提要】 以上两条从趺阳脉的变化论述水气病的产生机理。

【原文】寸口脉浮而迟，浮脉则热，迟脉则潜，热潜相搏，名曰沉。趺阳脉浮而数，浮脉即热，数脉即止，热止相搏，名曰伏。沉伏相搏，名曰水。沉则脉络虚，伏则小便难，虚难相搏，水走皮肤，即为水矣。(8)

【提要】 本条从寸口脉和趺阳脉的脉象论述水气病形成的机理。

【原文】寸口脉弦而紧，弦则卫气不行，即恶

寒，水不沾流[1]，走于肠间。

少阴脉紧而沉，紧则为痛，沉则为水，小便即难。(9)

【提要】本条从脉症上说明水气病的机理。上段是因感邪而病水，与肺有关：下段是因内伤而病水，与肾阳不足有关。

【词解】①水不沾流：水不能行。

【原文】脉得诸沉，当责有水，身体肿重。水病脉出者死。(10) ※

【提要】本条据脉论述水气病的症状及预后。水气病多见沉脉，是由于水在肌肤，脉道被压，营卫受阻。但仅据脉沉还不足为凭，当注意身肿之有无。若水气病见脉象突然大而无根，浮取有而重按无，此为元气涣散，提示预后极差。

【原文】夫水病人，目下有卧蚕，面目鲜泽，脉伏，其人消渴。病水腹大，小便不利，其脉沉绝者，有水，可下之。(11)

【提要】本条论述水气病可下之证。其脉沉绝，是指脉象沉伏不出，水势太盛的征象。水肿病人，腹大，小便不利，脉沉欲绝，如正气尚未衰者，可以考虑用逐水攻下的方法急治。

【原文】问曰：病下利后，渴饮水，小便不利，腹满因肿者，何也？答曰：此法当病水，若小便自利及汗出者，自当愈。(12)

【提要】本条论述病下利后形成水肿的病理。“因肿”也有写作“阴肿”。

【原文】心水者，其身重而少气，不得卧，烦而躁，其人阴肿。(13)

肝水者，其腹大，不能自转侧，胁下腹痛，时时津液微生，小便续通。(14)

肺水者，其身肿，小便难，时时鸭溏。(15)

脾水者，其腹大，四肢苦重，津液不生，但苦少气，小便难。(16)

肾水者，其腹大，脐肿腰痛，不得溺，阴下湿如牛鼻上汗，其足逆冷，面反瘦。(17)

【提要】以上5条论述五脏水的主症。

【原文】师曰：诸有水者，腰以下肿，当利小便；腰以上肿，当发汗乃愈。(18) ※

【提要】本条论述水气病利小便与发汗的治法。凡水气病，若见腰以下肿，则为阴，属里，可用利小便法，使水湿通过小便而排出。若见腰以上肿，为阳，属表，可用发汗法，使水湿通过汗液而散除。此为因势利导思想的体现，也是《内经》“开鬼门，洁净府”治法的体现。

【原文】师曰：寸口脉沉而迟，沉则为水，迟则为寒，寒水相搏。趺阳脉伏，水谷不化，脾气衰则鹜溏，胃气衰则身肿。少阳脉卑，少阴脉细，男子则小便不利，妇人则经水不通。经为血，血不利则为水，名曰血分。(19)

【提要】本条以脉论病，强调了肺、脾、肾、三焦与水气病的关系和血病及水的病机。

【原文】问曰：病有血分水分，何也？师曰：经水前断，后病水，名曰血分，此病难治；先病水，后经水断，名曰水分，此病易治。何以故？去水，其经自下。(20) ※

【提要】本条以妇人病为例论述血分与水分的差异。血分因经血闭阻不通，影响水液运行而致水肿。水分因水液内停，影响营血流行而致经闭。血分难治，因其病位深，病情重，病因复杂。水分易治，因其病较轻浅，故“去水，其经自下”。此条提示血水相互影响，关系密切。

【原文】问曰：病者苦水，面目身体四肢皆肿，小便不利，脉之，不言水，反言胸中痛，气上冲咽，状如炙肉，当微咳喘。审如师言，其脉何类？

师曰：寸口沉而紧，沉为水，紧为寒，沉紧相搏，结在关元，始时当微，年盛不觉。阳衰之后，营卫相干，阳损阴盛，结寒微动，肾气上冲，喉咽塞噎，胁下急痛。医以为留饮而大下之，气击不去，其病不除。后重吐之，胃家虚烦，咽燥欲饮水，小便不利，水谷不化，面目手足浮肿。又以葶苈丸下水，当时如小差，食饮过度，肿复如前，胸胁苦痛，象若奔豚，其水扬溢，则浮咳喘逆。当先攻击冲气令止，乃治咳，咳止，其喘自差。先治新病，病当在后。(21)

【提要】本条举一病案讨论水气病形成的经

过和误治情况。

【原文】**风水，脉浮身重，汗出恶风者，防己黄芪汤主之。腹痛加芍药。（22）※**

【提要】本条论述风水表虚的证治。风水脉浮，示病在表；汗出恶风，是卫气虚不能固表；身重为水所引起。故用防已黄芪汤补卫固表，利水除湿。腹痛者加芍药以通血闭止痛。

【原文】**风水恶风，一身悉肿，脉浮不渴，续自汗出，无大热，越婢汤主之。（23）※**

【提要】本条论述风水挟热的证治。但风水相搏之证，虽汗出而表证不解，外无大热而里热仍在，故治宜越婢汤发越阳气，散水清热。

【方药】越婢汤方：

麻黄六两　石膏半斤　生姜三两　大枣十五枚　甘草二两

上五味，以水六升，先煮麻黄，去上沫，内诸药，煮取三升，分温三服。恶风者，加附子一枚（炮）风水加术四两。

【方解】方中以麻黄配生姜宣散水湿，配石膏清肺胃郁热而除口渴，配甘草、大枣以补益中气。若水湿过盛，再加白术健脾除湿，表里同治，以增强消退水肿的作用。恶风者加附子，以汗多阳伤，附子有温经、复阳、止汗之力。

【方歌】

风水夹热越婢汤，麻六膏八甘枣姜，
发汗散水兼泻热，善治身肿热势张，
皮水再加术四两，肺脾通健水道畅。

【原文】皮水为病，四肢肿，水气在皮肤中，四肢聂聂动者，防己茯苓汤主之。(24) ※

【提要】本条论述皮水气虚阳郁的证治。脾主四肢，脾病则水液留滞于皮肤之中，故见四肢肿；肿甚则阳气郁滞也甚，水气阻遏，阳气欲伸，两相交争，则见四肢聂聂动①。治疗用防己茯苓汤通阳化气，分消水湿。

【词解】①四肢聂聂动：四肢轻微跳动。

【方药】防己茯苓汤方：

防己三两　黄芪三两　桂枝三两　茯苓六两　甘草二两

上五味，以水六升，煮取二升，分温三服。

【方解】方中防己、黄芪相配，益气利水；桂枝、茯苓相合，通阳利水；黄芪、桂枝相协，又有温通表阳、振奋卫气之功。

【方歌】

金匮防己茯苓汤，黄芪桂枝甘草将，

皮水阳郁肢聂动，汗利分消兼通阳。

【原文】里水，越婢加术汤主之，甘草麻黄汤亦主之。(25)

【提要】本条论述皮水属表实的不同证治。皮水夹热，用越婢加术汤发散水气，兼清郁热，参见篇中第5条。皮水无里热而欲发汗，可用甘草麻黄汤宣散水气。

【方药】越婢加术汤方见上。于内加白术四两，又见脚气中。

甘草麻黄汤方：

甘草二两　麻黄四两

上二味，以水五升，先煮麻黄，去上沫，内甘草，煮取三升。温服一升，重复汗出，不汗，再服，慎风寒。

【方解】方中麻黄发汗散水，甘草和中健脾。方后强调“重复汗出，不汗，再服”，正是汗法的要求。

【方歌】

甘草麻黄皮水方，一身悉肿无热张，

和中健脾又宣肺，表实汗法勿商量。

【原文】水之为病，其脉沉小，属少阴；浮者为风；无水，虚胀者，为气。水，发其汗即已。脉沉者，宜麻黄附子汤；浮者，宜杏子汤。(26)

【提要】本条论述风水与正水的不同发汗方法。水肿病，脉沉小者与少阴肾有关，是属正水；脉浮者与肺有关，属风水。两者如其表均有水气，则皆可用发汗的方法以因势利导。少阴正水可以麻黄附子汤温经助阳发汗；风水可以杏子汤发汗宣肺利水。

【方药】麻黄附子汤方：

麻黄三两　甘草二两　附子一枚（炮）

上三味，以水七升，先煮麻黄，去上沫，内

诸药，煮取二升半。温服八分，日三服。

杏子汤方未见，恐是麻黄杏仁甘草石膏汤。

【方解】麻黄附子汤中麻黄宣肺利水，甘草扶正补虚，附子温振少阴阳气以化水。杏子汤方未见，后世医家或疑为麻杏石甘汤，或疑为甘草麻黄汤加杏子（即三拗汤），前者适用于内有郁热之证，后者则用于内无郁热之证。

【方歌】

麻黄附子加甘草，少阴正水脉沉小，

恶寒不热下浮肿，温阳发汗化气保。

【原文】厥而皮水者，蒲灰散主之。(27)

【提要】本条论述皮水湿盛阳郁的证治。皮水见手足逆冷，此由水湿停聚，湿热内蕴，阳气阻隔，不达四肢所致。故治疗用蒲灰散清利湿热，通利小便。

【原文】问曰：黄汗之为病，身体肿，发热汗出而渴，状如风水，汗沾衣，色正黄如柏汁，脉自沉，何从得之？师曰：以汗出入水中浴，水从汗孔入得之，宜芪芍桂酒汤主之。(28)

【提要】本条论述黄汗病的病因、证治。黄汗起于水湿内侵，停于肌腠，营卫郁滞，湿热交蒸而成黄汗。由于这些伴见之症与风水相类似，故当注意两者的区别。对黄汗病的治疗，本条用芪芍桂酒汤固表祛湿，调和营卫，兼泄营热。

【方药】黄芪芍药桂枝苦酒汤方：

黄芪五两　芍药三两　桂枝三两

上三味，以苦酒一升，水七升，相和，煮取三升。温服一升，当心烦，服至六七日乃解。若心烦不止者，以苦酒阻故也。

【方解】方中黄芪走表，益气祛湿，桂枝、芍药调和营卫，苦酒即米醋，用以泄营中郁热。诸药相伍，使营卫气血调和通畅，则水湿除而黄汗止。

【方歌】

芪芍桂酒治黄汗，身体肿重汗衣沾，

状类风水当细察，调和营卫祛湿缠。

【原文】黄汗之病，两胫自冷。假令发热，此属历节。食已汗出，又身常暮盗汗出者，此劳气

也。若汗出已，反发热者，久久其身必甲错；发热不止者，必生恶疮。若身重，汗出已辄轻者，久久必身瞤。瞤即胸中痛，又从腰以上必汗出，下无汗，腰髋弛痛，如有物在皮中状，剧者不能食，身疼重，烦躁，小便不利，此为黄汗。桂枝加黄芪汤主之。(29)

【提要】本条继续论述黄汗病气虚湿盛阳郁的证治及与历节、劳气的鉴别。黄汗由内侵之水湿下注膝胫，营卫郁遏，阳气不能通达，故虽有身热，但两胫自冷。治用桂枝加黄芪汤调和营卫，益气除湿。

【方药】桂枝加黄芪汤方：

桂枝　芍药各三两　甘草二两　生姜三两　大枣十二枚　黄芪二两

上六味，以水八升，煮取三升。温服一升，须臾饮热稀粥一升余，以助药力，温服取微汗；若不汗，更服。

【方解】方中桂枝汤既能调和营卫，解散外邪，又能调和阴阳，恢复气化；黄芪协桂枝走表，通达阳气，祛除水湿。嘱药后饮热稀粥并温覆以助药力，达到全身微微汗出，则营卫调和，阳气畅达，其病可愈。

【方歌】

桂枝汤中入黄芪，调和营卫祛湿气，

身重身瞤腰弛痛，黄汗脉浮莫迟疑。

【原文】师曰：寸口脉迟而涩，迟则为寒，涩为血不足。趺阳脉微而迟，微则为气，迟则为寒。寒气不足，则手足逆冷；手足逆冷，则营卫不利；营卫不利，则腹满肠鸣相逐，气转膀胱，荣卫俱劳。阳气不通即身冷，阴气不通即骨疼；阳前通则恶寒，阴前通则痹不仁；阴阳相得，其气乃行，大气一转，其气乃散；实则失气，虚则遗溺，名曰气分。(30)

【提要】本条讨论气分的病机、症状和治疗原则。气分总因阳虚阴盛，阳气不通，故总的治则当为温通阳气。

【原文】气分，心下坚大如盘，边如旋杯，水饮所作，桂枝去芍药加麻辛附子汤主之。(31) ※

【提要】本条论述阳虚阴凝气分病的证治。原文强调了心下坚的症状，触之脘腹，似有盘杯之状，此为阳气虚衰，阴寒凝聚，水气留滞而成。治疗用桂枝去芍药加麻辛附子汤以温通阳气，散寒化饮。

【方药】桂枝去芍药加麻黄细辛附子汤方：

桂枝三两　生姜三两　甘草二两　大枣十二枚　麻黄　细辛各二两　附子一枚（炮）

上七味，以水七升，煮麻黄，去上沫，内诸药，煮取二升。分温三服，当汗出，如虫行皮中，即愈。

【方解】方中用桂枝去芍药汤，振奋卫阳；麻辛附子汤，温发里阳，两者相协，可以通彻表里，使阳气通行，阴凝解散，水饮自消。

【方歌】

温阳桂枝汤去芍，却入麻辛附子熬，

通利气机治气分，心下如杯痞坚消。

【原文】心下坚，大如盘，边如旋盘，水饮所作，枳术汤主之。（32）※

【提要】 本条论述脾虚气滞气分病的证治。以方测证，枳术汤证属脾虚气滞，脾运失司，水湿痞结于心下，当有上腹部胀闷或疼痛等症。治以枳术汤行气散结，健脾化饮。

【方药】 枳术汤方：

枳实七枚　白术二两

上二味，以水五升，煮取三升。分温三服，腹中软，即当散也。

【方解】 方中枳实行气散结消痰，白术健脾燥湿化饮，二药相合，健运脾气以消除水湿。

【方歌】

金匮气分枳术汤，心下如盘堵得慌，

脾虚气滞饮停聚，散结消痞消补良。

黄疸病脉证并治第十五

【原文】寸口脉浮而缓，浮则为风，缓则为痹。痹非中风。四肢苦烦[①]，脾色必黄，瘀热以行。(1) ※

【提要】本条论述湿热黄疸的发病机理。“痹”有闭之意，指湿热蕴脾，并非风寒湿杂至之痹证。脾主四肢、肌肉，脾有湿热，四肢必感重滞不舒；如湿热蕴积，蒸迫于血分，行于体表，必然发生黄疸。

【词解】①四肢苦烦：四肢重滞，烦闷不舒。

【原文】趺阳脉紧而数，数则为热，热则消谷，紧则为寒，食即为满。尺脉浮为伤肾，趺阳脉紧为伤脾。风寒相搏，食谷即眩，谷气不消，胃中苦浊，浊气下流，小便不通，阴被其寒[①]，热流膀胱，身体尽黄，名曰谷疸。额上黑，微汗出，手足中热，薄暮即发，膀胱急，小便自利，名曰

女劳疸，腹如水状，不治。

心中懊憹而热，不能食，时欲吐，名曰酒疸。(2)

【提要】 本条进一步指出黄疸的病机、分类及主症。谷疸因于湿邪困脾，以食谷即眩为主症；酒疸因于酒热内蕴，以心中懊憹为主症；女劳疸兼夹肾虚，以额上黑为主症。

【词解】 ①阴被其寒：太阴脾为湿邪所困。

【原文】 **阳明病，脉迟者，食难用饱，饱则发烦，头眩，小便必难，此欲作谷疸。虽下之，腹满如故，所以然者，脉迟故也。(3)**

【提要】 本条论述谷疸寒化的病机。

【原文】 **夫病酒黄疸，必小便不利，其候心中热，足下热，是其证也。(4)**

酒黄疸者，或无热，靖言了了①，腹满欲吐，鼻燥。其脉浮者，先吐之；沉弦者，先下之。(5)

酒疸，心中热，欲呕者，吐之愈。(6)

【提要】 以上三条进一步论述酒疸的证治。酒疸的形成原因，是由于湿热内蕴，清浊升降失常所致。“小便不利”是形成酒疸的主要原因。其病机趋势，有在上、在中、在下的不同。

【词解】①靖言了了：神情安静，语言不乱。

【原文】酒疸下之，久久为黑疸，目青面黑，心中如噉蒜虀状[①]，大便正黑，皮肤爪之不仁[②]，其脉浮弱，虽黑微黄，故知之。(7)

【提要】本条论述酒疸误下变为黑疸的证候。酒疸本来就有可下的证候，但由于下之不当，导致湿热内陷，邪入血分，久久薰蒸，血为瘀滞，就可以变为黑疸。

【词解】①心中如啖（dàn）蒜虀（jī）状：病人心中烦热不适，如吃了蒜末一样。②爪之不仁：爪，即抓，肌肤麻木，搔抓不知痛痒。

【原文】师曰：病黄疸，发热烦喘，胸满口燥者，以病发时，火劫其汗，两热所得。然黄家所得，从湿得之。一身尽发热，面黄，肚热，热在里，当下之。(8)

【提要】本条论述误用火劫而致发黄的症状与治法。

【原文】脉沉，渴欲饮水，小便不利者，皆发黄。(9)

腹满，舌痿黄，躁不得睡，属黄家。(10)

【提要】以上两条指出湿热发黄与寒湿发黄的不同证候。

【原文】黄疸之病，当以十八日为期，治之十日以上瘥，反剧为难治。(11)

疸而渴者，其疸难治；疸而不渴者，其疸可治。发于阴部，其人必呕；阳部，其人振寒而发热也。(12)

【提要】此两条论述黄疸病的预后。

【原文】谷疸之为病，寒热①不食，食即头眩，心胸不安，久久发黄，为谷疸，茵陈蒿汤主之。(13) ※

【提要】本条论述谷疸湿热俱盛的证治。谷疸属胃热脾湿为病，由于湿热交蒸，营卫不和，故恶寒发热，但这里的寒热并非表证。湿热内蕴，脾胃升降失常，所以食欲减退，若勉强进食，食入不化，反而助湿生热，致食即头眩，心胸不安。

治以清泄湿热的茵陈蒿汤。

【词解】①寒热：恶寒发热。此条寒热并非表证，而是湿热郁蒸产生的类似恶寒发热的症状。

【方药】茵陈蒿汤方：

茵陈蒿六两　栀子十四枚　大黄二两

上三味，以水一斗，先煮茵陈，减六升，内二味，煮取三升，去滓。分温三服，小便当利，尿如皂角汁状，色正赤，一宿腹减，黄从小便去也。

【方解】方中茵陈蒿清热利湿，为退黄特效药；栀子清三焦而利水道，大黄泄热通便，化瘀退黄。三药合用，使瘀热湿浊从大小便而走。

【方歌】

茵陈蒿汤栀子黄，湿热谷疸用此方，

身目黄染汗不透，清热利湿退黄良。

【原文】黄家日晡所发热，而反恶寒，此为女劳得之。膀胱急，少腹满，身尽黄，额上黑，足下热，因作黑疸。其腹胀如水状，大便必黑，时溏，此女劳之病，非水也。腹满者难治，硝石矾石散主之。（14）

【提要】 本条论述女劳疸转变为黑疸兼有瘀血湿热的证治。女劳疸，由肾虚兼有湿热而致，日久不愈，则变为黑疸，兼有瘀血，用硝石矾石散消瘀化湿。

【方药】 硝石矾石散方：

硝石　矾石（烧）等分

上二味，为散。以大麦粥汁和服方寸匕，日三服，病随大小便去，小便正黄，大便正黑，是候也。

【方解】 硝石即火硝，能入血分，消瘀活血；矾石入气分，化湿利水；大麦粥汁调服，以保养胃气。

【方歌】

金匮硝石矾石散，善治女劳变黑疸，

大麦粥汁能保胃，消瘀利水阴黄缓。

【原文】酒黄疸，心中懊憹，或热痛，栀子大黄汤主之。(15) ※

【提要】 本条论述酒疸热重于湿的证治。酒性辛热，酒疸为湿热积于中焦，上蒸于心，故心中郁闷烦乱。湿热中阻，气机不利，故心中热痛。

热势较重，治用栀子大黄汤清心除烦，利湿退黄。

【方药】栀子大黄汤方：

栀子十四枚　大黄一两　枳实五枚　豉一升

上四味，以水六升，煮取二升，分温三服。

【方解】方中以栀子、豆豉清心解烦、宣利三焦，配大黄、枳实除积泻热。

【方歌】

栀子大黄枳实豉，酒疸热重湿郁滞，

心中懊憹或热痛，开郁除烦泄热湿。

【原文】**诸病黄家，但利其小便。假令脉浮，当以汗解之，宜桂枝加黄芪汤主之。(16)** ※

【提要】本条论述治疗黄疸的方法与黄疸兼表虚的证治。前文言“黄家所得，从湿得之”，故此条云黄疸一般治法当利小便以祛湿退黄。但若湿热邪尚在表者，仍可发汗散之，所以黄汗湿热兼表的治疗同用桂枝加黄芪汤，调和营卫，益气祛湿。

【原文】**诸黄，猪膏发煎主之。(17)**

【提要】本条论述黄疸病胃肠燥结血瘀的

证治。

【方药】猪膏发煎方：

猪膏半斤　乱发如鸡子大三枚

上二味，和膏中煎之，发消药成。分再服，病从小便出。

【方解】方中用猪膏利血脉，解风热，润燥结；配合乱发消瘀利水。

【方歌】

补虚润燥猪膏发，血余化瘀通便佳，

诸黄日久心烦热，胃气下泄一并杀。

【原文】黄疸病，茵陈五苓散主之。(18)

【提要】本条论述黄疸病湿重于热的治法。以方测证，当有形寒发热、食欲减退、小便短少或不利、苔腻不渴等症状，故用茵陈五苓散利水清热，祛湿退黄。

【方药】茵陈五苓散方：

茵陈蒿末十分　五苓散五分

上二物和，先食饮方寸匕，日三服。

【方解】方中茵陈清利湿热退黄为主，合五苓散以化气行水。

【方歌】

茵陈五苓治黄疸，茵陈末入五苓散，

湿重热轻黄不鲜，正应黄家利小便。

【原文】**黄疸腹满，小便不利而赤，自汗出，此为表和里实，当下之，宜大黄硝石汤。**（19）※

【提要】本条论述黄疸病热盛里实的证治。此证属湿热阳黄兼有阳明里实，症见阳黄，小便不利而赤，大便秘结，自汗出，故治以攻下法，通腑泄热，利湿退黄，方用大黄硝石汤。

【方药】大黄硝石汤方：

大黄　黄柏　硝石各四两　栀子十五枚

上四味，以水六升，煮取二升，去滓，内硝，更煮取一升，顿服。

【方解】方中栀子、黄柏清里泄热，大黄、硝石攻下瘀热，全方共奏清热通便、利湿退黄之功。

【方歌】

大黄硝石黄柏栀，黄疸热盛伴里实，

泄热通腑兼利尿，腹满汗出小便赤。

【原文】黄疸病，小便色不变，欲自利，腹满而喘，不可除热，热除必哕。哕者，小半夏汤主之。(20)

【提要】本条指出黄疸误治致哕的治法。

【原文】诸黄，腹痛而呕者，宜柴胡汤。(21)

【提要】本条论述黄疸兼少阳证的证治。

【原文】男子黄，小便自利，当与虚劳小建中汤。(22)

【提要】本条论述虚黄的证治。黄疸病由湿热内蕴引起，其证多小便不利。今小便自利而黄不去，知非湿热黄疸，而为脾胃气血虚弱，肌肤失荣所致。故用小建中汤启生化之源，使气血充盈，气色外荣，则虚黄自退。

惊悸吐衄下血胸满瘀血病脉证治第十六

【原文】寸口脉动而弱，动即为惊，弱则为悸。(1)

【提要】本条从脉象论述惊和悸的病因病机。

【原文】师曰：尺脉浮，目睛晕黄①，衄未止；晕黄去，目睛慧了②，知衄今止。(2)

【提要】本条从脉症判断衄血的预后。尺脉浮为肾阴虚、相火不潜之征。若见目睛晕黄，说明肝肾阴虚，阳亢火动，火热迫血妄行，损伤阳络则衄血，故知衄未止。若晕黄去，目睛清明，视物清晰，说明阴复火降，热退血宁，故可知衄止。

【词解】①目睛晕黄：望诊见患者眼白发黄，围绕黑珠有黄晕，另指患者自觉视物昏黄不清。②目睛慧了：视物明晰清楚。

【原文】又曰：从春至夏衄者太阳，从秋至冬

衄者阳明。(3)

【提要】本条从四时气候论述衄血的辨证。

【原文】**衄家不可汗，汗出必额上陷，脉紧急，直视不能眴[①]，不得眠。(4)**

【提要】本条论述吐血的预后。

【词解】①眴（shùn）：眼球转动。

【原文】**病人面无色，无寒热，脉沉弦者，衄；浮弱，手按之绝者，下血；烦咳者，必吐血。(5)**

【提要】本条论述衄血、下血和吐血的不同脉症。

【原文】**夫吐血，咳逆上气，其脉数而有热，不得卧者，死。(6)**

【提要】本条论述吐血的预后。

【原文】**夫酒客咳者，必致吐血，此因极饮过度所致也。(7)**

【提要】本条论述酒客咳血、吐血的病因病机。

【原文】**寸口脉弦而大，弦则为减，大则为**

芤，减则为寒，芤则为虚，寒虚相击，此名曰革，妇人则半产漏下，男子则亡血。(8)

【提要】本条论述虚寒亡血的脉象。

【原文】亡血不可发其表，汗出则寒栗而振。(9)

【提要】本条论述亡血误汗的变证。

【原文】病人胸满，唇痿舌青，口燥，但欲漱水不欲咽，无寒热，脉微大来迟，腹不满，其人言我满，为有瘀血。(10) ※

【提要】本条论述瘀血的脉症。瘀血阻滞，气机痞塞，故胸满。瘀血内阻，新血不生，血不能外荣，故唇痿舌青。瘀血内停，津液不布，不能上濡，故口燥。病由瘀血，并非津亏，故虽口燥却只欲漱水而不欲咽。此非外感为患，故无寒热之表证。其脉虽大，但脉势不足，往来涩滞迟缓，为瘀血阻滞之象。瘀血内结，影响气机运行，而不是宿食、水饮蓄积于肠胃，所以患者自觉腹部胀满，而其外形并无胀满之症。

【原文】病者如热状，烦满，口干燥而渴，其

脉反无热，此为阴伏，是瘀血也，当下之。(11)

【提要】本条论述瘀血化热的脉症及其治法。

【原文】火邪者，桂枝去芍药加蜀漆牡蛎龙骨救逆汤主之。(12)

【提要】本条论述火劫致惊的治法。火邪者，指使用熏、熨、烧针等法强迫发汗，可导致心阳受损，神气浮越，见心悸、惊狂、卧起不安等症。治宜温通心阳，镇惊安神。方用桂枝去芍药加蜀漆牡蛎龙骨救逆汤。

【方药】桂枝救逆汤方：

桂枝三两（去皮） 甘草二两（炙） 生姜三两 牡蛎五两（熬） 龙骨四两 大枣十二枚 蜀漆三两（洗去腥）

上为末，以水一斗二升，先煮蜀漆，减二升，内诸药，煮取三升，去滓，温服一升。

【方解】方中桂枝汤去芍药之阴柔以助心阳，加龙骨、牡蛎固摄镇惊，心阳既虚则痰浊易阻，用蜀漆涤痰逐邪以止惊狂。本方有通阳、镇惊、安神之效，因其证情紧急，且由火逆所致，故方名“救逆”。

【方歌】

火邪桂枝救逆汤，龙牡蜀漆草枣姜，

心悸惊狂神不潜，重镇开窍温心阳。

【原文】**心下悸者，半夏麻黄丸主之。(13)**

【提要】本条论述水饮致悸的治法。心下指胃脘部。水饮内停，胃阳被遏，故心下悸动。治宜蠲饮通阳，降逆定悸。

【方药】半夏麻黄丸方：

半夏　麻黄等分

上二味，末之，炼蜜和丸小豆大，饮服三丸，日三服。

【方解】方中半夏蠲饮降逆，麻黄宣发阳气，心阳得宣，饮邪得降，则悸动自宁。

【方歌】

仲景半夏麻黄丸，温阳化饮除悸烦，

水饮凌心又犯胃，心悸胃痞服之安。

【原文】**吐血不止者，柏叶汤主之。(14)** ※

【提要】本条论述虚寒吐血的证治。吐血日久不止，证属中气虚寒，血不归经，血气上逆，症见吐血色淡不鲜，面色萎黄或苍白，神疲体倦，舌淡苔白，脉虚无力等症状。治宜温中降逆止血，方用柏叶汤。

【方药】柏叶汤方：

柏叶　干姜各三两　艾三把

上三味，以水五升，取马通汁一升，合煮，取一升，分温再服。

【方解】方中侧柏叶清降为君，折血逆上之势，又能收敛以止血；干姜、艾叶温阳守中，使阳气振奋而能摄血；马通汁由马粪加水过滤取其汁而成，性微温，可引血下行以止血。四味合用，共奏温中止血之效。

【方歌】

吐血不止柏叶汤，温中摄血加艾姜，

马通引药降血逆，虚寒吐衄效力彰。

【原文】下血，先便后血，此远血也，黄土汤主之。(15) ※

【提要】本条论述虚寒便血的证治。因中焦脾气虚寒，统摄无权而血渗于下所致，故见先便而后血，因出血距肛门较远，故称远血，伴见脾胃虚寒征象，治宜温脾摄血，方用黄土汤。

【方药】黄土汤方：

甘草　干地黄　白术　附子（炮）　阿胶　黄芩各三两　灶中黄土半斤

上七味，以水八升，煮取三升，分温二服。

【方解】方中主药灶心土又名伏龙肝，温中涩肠止血；白术、甘草健脾补中；制附子温阳散寒，虽无止血作用，却有助于中阳恢复而达到止血作用；干地黄、阿胶滋阴养血以止血；黄芩苦寒，作为反佐，防温燥动血。

【方歌】

黄土汤用芩地黄，术附阿胶甘草尝，

温阳健脾能摄血，便血崩漏服之康。

【原文】下血，先血后便，此近血也，赤小豆当归散主之。(16) ※

【提要】本条论述湿热便血的证治。湿热蕴于大肠，灼伤阴络，迫血下行，故见便血鲜红，或有黏液，大便不畅，苔黄腻，脉数等症状，因便血在先，大便在后，出血的部位离肛门较近，故称为近血。治以清热利湿，活血止血的赤小豆当归散。

【原文】心气不足，吐血，衄血，泻心汤主之。(17) ※

【提要】本条论述热盛吐衄的证治。心藏神，主血脉，若心火亢盛，扰乱心神于内，迫血妄行于上，则见心烦不安、吐血、衄血，伴面赤、溲赤、口渴、便干等症。以泻心汤清热泻火，凉血止血。“心气不足”也写作“心气不定”。

【方药】泻心汤方：

大黄二两　黄连　黄芩各一两

上三味，以水三升，煮取一升，顿服之。

【方解】方中以三黄合用，苦寒泻下，直折其热，使火降则血亦自止。此方亦治《伤寒论》热痞证，但煎服法不同。

【方歌】

泻心汤中有三黄，汤泡泻热消痞良，

心火内盛血妄行，煎煮顿服莫彷徨。

呕吐哕下利病脉证治第十七

【原文】夫呕家有痈脓，不可治呕，脓尽自愈。(1)

【提要】本条论述内有痈脓而呕吐的治法。

【原文】先呕却渴者，此为欲解；先渴却呕者，为水停心下，此属饮家。

呕家本渴，今反不渴者，以心下有支饮故也，此属支饮。(2)

【提要】本条论述水饮致呕的辨证。

【原文】问曰：病人脉数，数为热，当消谷引食，而反吐者，何也？师曰：以发其汗，令阳微，膈气虚，脉乃数。数为客热，不能消谷，胃中虚冷故也。

脉弦者虚也，胃气无余，朝食暮吐，变为胃反。寒在于上，医反下之，令脉反弦，故名曰虚。(3)

【提要】本条论述误治后虚寒胃反呕吐的

病机。

【原文】**寸口脉微而数，微则无气，无气则荣虚，荣虚则血不足，血不足则胸中冷。(4)**

【提要】本条论述胃反气血俱虚的病机。

【原文】**趺阳脉浮而涩，浮则为虚，涩则伤脾，脾伤则不磨，朝食暮吐，暮食朝吐，宿谷不化，名曰胃反。脉紧而涩，其病难治。(5)** ※

【提要】本条论述脾胃两虚胃反的病机、脉症及预后。

【原文】**病人欲吐者，不可下之。(6)**

【提要】本条论述欲吐的治禁。

【原文】**哕而腹满，视其前后，知何部不利，利之即愈。(7)**

【提要】本条论述哕而腹满的辨证与治法。

【原文】**呕而胸满者，茱萸汤主之。(8)**

干呕，吐涎沫，头痛者，茱萸汤主之。(9)

【提要】第8条论述胃虚寒凝呕吐的证治，第9条论述胃虚停饮夹肝气上逆的干呕头痛证治。胃阳不足，寒饮内阻，胃失和降，则见干呕或呕吐涎沫；阴寒上乘，则胸满；兼肝寒犯土，则见巅顶头痛，治以吴茱萸汤温肝暖胃，散寒止痛，降逆止呕。

【方药】茱萸汤方：

吴茱萸一升　人参三两　生姜六两　大枣十二枚

上四味，以水五升，煮取三升。温服七合，日三服。

【方解】方中吴茱萸、生姜温胃散寒，降逆止呕；人参、大枣益气补虚。

【方歌】

吴茱萸汤人参枣，重用生姜温胃好，

阳明寒呕少阴利，厥阴头痛皆能保。

【原文】呕而肠鸣，心下痞者，半夏泻心汤主之。(10) ※

【提要】本条论述寒热错杂的呕吐证治。症见上部呕吐、中部痞结、下部肠鸣，为寒热互结中焦，升降失衡所致。治以半夏泻心汤开结消痞，和胃降逆。

【方药】半夏泻心汤方：

半夏半升（洗） 黄芩 干姜 人参各三两 黄连一两 大枣十二枚 甘草三两（炙）

上七味，以水一斗，煮取六升，去滓，再煮取三升。温服一升，日三服。

【方解】方中半夏、干姜散寒降逆；黄芩、黄连苦寒泄热；人参、甘草、大枣补益中气。诸药相合，辛开苦降，调和肠胃。

【方歌】

半夏泻心黄连芩，干姜甘草与人参，
大枣和中治虚痞，法在调阳与和阴。

【原文】**干呕而利者，黄芩加半夏生姜汤主之。**(11)

【提要】本条论述热犯胃肠的干呕下利证治。

【方药】黄芩加半夏生姜汤方：

黄芩三两 甘草二两（炙） 芍药二两 半夏半升 生姜三两 大枣二十枚

上六味，以水一斗，煮取三升，去滓。温服一升，日再夜一服。

【方解】方中以黄芩汤清热止利，配以半夏、生姜和胃降逆。

【方歌】

黄芩半夏生姜汤，芍药甘草大枣襄，

下利腹痛身热呕，清热和中降逆良。

【原文】**诸呕吐，谷不得下者，小半夏汤主之。**(12) ※

【提要】本条论述寒饮呕吐的治法。治以小半夏汤散寒化饮，和胃降逆止呕。

【方解】方中半夏开饮结降逆气，生姜散寒和胃止呕。

【原文】**呕吐而病在膈上，后思水者，解，急与之。思水者，猪苓散主之。**(13)

【提要】本条论述饮停吐后的调治方法。

【方药】猪苓散方：

猪苓　茯苓　白术各等分

上三味，杵为散。饮服方寸匕，日三服。

【方解】方中猪苓、茯苓淡渗利水，白术健脾化湿。

【方歌】

吐后思水猪苓散，饮去阳复病向善，

茯苓白术健脾气，呕后调治莫等闲。

【原文】**呕而脉弱，小便复利，身有微热，见厥者，难治，四逆汤主之。**(14)

【提要】本条论述阴盛格阳呕吐的证治。

【方药】四逆汤方：

附子一枚（生用） 干姜一两半 甘草二两(炙)

上三味，以水三升，煮取一升二合，去滓，分温再服。强人可大附子一枚，干姜三两。

【方解】方中附子温肾暖胃，干姜温中散寒，炙甘草益气和中，并制约姜、附燥烈之性。

【方歌】

四逆汤中附草姜，回阳救逆第一方，

阴盛格阳呕下利，四肢厥冷急煎尝。

【原文】**呕而发热者，小柴胡汤主之。**(15)

【提要】本条论述少阳热郁呕吐证治。

【方药】小柴胡汤方：

柴胡半斤　黄芩三两　人参三两　甘草三两　半夏半斤　生姜三两　大枣十二枚

上七味，以水一斗二升，煮取六升，去滓，再煎取三升，温服一升，日三服。

【方解】方中柴胡、黄芩和解清热，半夏、生姜降逆止呕，人参、大枣和甘草补虚安中。

【方歌】

小柴胡汤和解功，半夏人参甘草从，

共用黄芩加姜枣，少阳百病此为宗。

【原文】胃反呕吐者，大半夏汤主之。（16）※

【提要】本条为第3~5条虚寒胃反补出治法。中焦虚寒，不能腐熟、运化水谷，致朝食暮吐，暮食朝吐，宿谷不化，心下痞硬，大便秘结，形体消瘦，治以大半夏汤开结降逆，补虚润燥。

【方药】大半夏汤方：

半夏二升（洗完用）　人参三两　白蜜一升

上三味，以水一斗二升，和蜜扬之二百四十遍，煮药取升半。温服一升，余分再服。

【方解】方中重用半夏和胃降逆，开痞散结；

人参、白蜜补虚扶正，润燥通便。

【方歌】

大半夏汤参白蜜，和胃补虚能降逆，

胃反呕吐食不化，神疲便难心下痞。

【原文】**食已即吐者，大黄甘草汤主之。**(17)

【提要】本条论述胃肠实热呕吐证治。实热壅滞胃肠，腑气不通，火邪上冲，则食已即吐。治以大黄甘草汤泄热通腑，和降胃气。

【方药】大黄甘草汤方：

大黄四两　甘草一两

上二味，以水三升，煮取一升，分温再服。

【方解】方中大黄荡涤实热，甘草缓急和胃。

【方歌】

大黄甘草功独特，食已即吐是胃热，

阳明热实证虽轻，通降肠腑胃家和。

【原文】**胃反，吐而渴欲饮水者，茯苓泽泻汤主之。**(18)

【提要】本条论述饮阻气逆而呕渴并见的证治。此胃反为反复呕吐之义。脾虚饮停中焦，气逆不降而致呕吐；饮停不化，津不上承而口渴欲饮，治以茯苓泽泻汤健脾温胃，化饮降逆。

【方药】茯苓泽泻汤方：

茯苓半斤　泽泻四两　甘草二两　桂枝二两　白术三两　生姜四两

上六味，以水一斗，煮取三升，内泽泻，再煮取二升半。温服八合，日三服。

【方解】方中茯苓、泽泻淡渗利水，桂枝温阳化气，生姜温胃降逆，白术、甘草健脾化湿，和中安胃。

【方歌】

茯苓泽泻汤桂枝，术芍姜草七般施，

胃反呕吐渴饮水，健脾化饮呕逆止。

【原文】**吐后，渴欲得水而贪饮者，文蛤汤主之，兼主微风脉紧，头痛。**(19)

【提要】本条论述吐后贪饮的证治。

【方药】文蛤汤方：

文蛤五两　麻黄　甘草　生姜各三两　石膏五两　杏仁五十枚　大枣十二枚

上七味，以水六升，煮取二升。温服一升，汗出即愈。

【方解】方中文蛤咸寒，配石膏以清热止渴；麻黄、杏仁宣肺发汗以行水；甘草、生姜、大枣调和营卫并安中。

【方歌】

吐后贪饮文蛤汤，麻膏杏草枣生姜，

清热止渴兼解表，上焦饮热自可尝。

【原文】干呕，吐逆，吐涎沫，半夏干姜散主之。(20) ※

【提要】本条论述中阳不足，寒饮内盛呕逆证治。干呕、吐逆与吐涎沫都是由于中阳虚弱，温运失常，寒饮内停上逆所致，治以半夏干姜散温中散寒，化饮降逆。

【方药】半夏干姜散方：

半夏　干姜各等分

上二味，杵为散，取方寸匕，浆水一升半，煎取七合，顿服之。

【方解】方中半夏辛燥以降逆止呕，干姜辛热以温胃散寒。

【方歌】

半夏干姜浆水服，干呕吐逆涎沫出，

中阳不足寒饮盛，温中化饮呕逆除。

【原文】病人胸中似喘不喘，似呕不呕，似哕不哕，彻心中愦愦然无奈[①]者，生姜半夏汤主之。(21) ※

【提要】本条论述寒饮搏结胸胃的证治。寒饮搏结胸胃，阻滞气机，影响正常的升降出入，故似喘不喘，似呕不呕。病势有欲出而不能，欲降而不得，以致胸中苦闷不堪，无可奈何。治以生姜半夏汤宣散寒饮，舒展胸阳。

【词解】①彻心中愦愦然无奈：自觉胸胃烦闷不已，又无可奈何之状。

【方药】生姜半夏汤方：

半夏半斤　生姜汁一升

上二味，以水三升，煮半夏取二升，内生姜汁，煮取一升半，小冷，分四服，日三夜一服。止，停后服。

【方解】方中重用生姜汁辛散寒饮，通阳开结，配半夏化饮降逆。

【方歌】

金匮生姜半夏汤，饮结胸胃阳不张，

心中愦愦喘呕哕，散结通阳化饮良。

【原文】干呕，哕，若手足厥者，橘皮汤主之。(22)

【提要】本条论述胃寒气逆干呕哕的证治。寒气滞于胃脘，失于和降，故干呕、哕；寒气闭阻于胃，中阳被遏，阳气不达四末，则手足厥冷。治以橘皮汤通阳和胃。

【方药】橘皮汤方：

橘皮四两　生姜半斤

上二味，以水七升，煮取三升。温服一升，下咽即愈。

【方解】方中橘皮理气，和胃降逆，生姜散寒降逆止呕。

【方歌】

橘皮汤治干呕哕，寒闭中阳手足厥，

和胃散寒降逆气，生姜同煎为要诀。

【原文】哕逆者，橘皮竹茹汤主之。(23) ※

【提要】 本条论述胃虚有热呕逆的治法。以方测证，除呕逆外，当有虚烦肢热，少气，口干，手足心热等症状，治以橘皮竹茹汤补虚清热，和胃降逆。

【方药】 橘皮竹茹汤方：

橘皮二升　竹茹二升　大枣三十枚　生姜半斤　甘草五两　人参一两

上六味，以水一斗，煮取三升。温服一升，日三服。

【方解】 方中橘皮、生姜理气和胃，降逆止呕；竹茹清热安中，止呕逆；人参、甘草、大枣补虚和中。

【方歌】

仲景橘皮竹茹汤，人参甘草枣生姜，

降逆止哕兼清热，胃虚呃逆此方良。

【原文】夫六府气绝于外者，手足寒，上气，脚缩；五藏气绝于内者，利不禁，下甚者，手足不

仁。(24)

【提要】本条论述阴寒下利而虚阳浮越的病机变化。

【原文】**下利脉沉弦者，下重；脉大者，为未止；脉微弱数者，为欲自止，虽发热不死。(25)**

【提要】本条论述以脉象辨别下利病情的进退。

【原文】**下利，手足厥冷，无脉者，灸之不温，若脉不还，反微喘者，死。少阴负趺阳①者，为顺也。(26)**

【提要】本条辨下利危候之顺逆。

【词解】①少阴负趺阳：少阴脉比趺阳脉弱小之意。

【原文】**下利有微热而渴，脉弱者，今自愈。(27)**

【提要】本条论述虚寒下利病情向愈的脉症。

【原文】**下利脉数，有微热汗出，今自愈；设脉紧，为未解。(28)**

【提要】本条论述虚寒下利向愈与未解的

脉症。

【原文】**下利脉数而渴者，今自愈。设不差，必清脓血[①]，以有热故也。(29)**

【提要】本条论述虚寒下利而阳复太过的病机。

【词解】①清脓血：即便脓血。

【原文】**下利脉反弦、发热、身汗者，自愈。(30)**

【提要】本条再论虚寒下利自愈的病机和脉症。

【原文】**下利气者，当利其小便。(31)**

【提要】本条论述下利气的治法。下利气指下利伴有矢气，是湿滞肠胃的典型症状，治以利小便，以实大便。

【原文】**下利，寸脉反浮数，尺中自涩者，必圊脓血。(32)**

【提要】本条从脉象论述热利脓血的病机。

【原文】**下利清谷，不可攻其表，汗出必胀满。(33)**

【提要】本条论述虚寒下利的治禁。

【原文】下利脉沉而迟，其人面少赤，身有微热，下利清谷者，必郁冒①，汗出而解，病人必微热。所以然者，其面戴阳，下虚故也。(34)

【提要】本条论述阴寒下利而虚阳浮越的病机变化。

【词解】①郁冒：郁闷头晕之意。

【原文】下利后脉绝，手足厥冷，晬时①脉还，手足温者生，脉不还者死。(35)

【提要】本条论述虚寒下利而阳微欲绝的转归。

【词解】①晬（zuì）时：即一昼夜。

【原文】下利，腹胀满，身体疼痛者，先温其里，乃攻其表。温里宜四逆汤，攻表宜桂枝汤。(36)

【提要】本条论述虚寒下利兼表证的证治。

【方药】四逆汤方，方见上。

桂枝汤方：

桂枝三两（去皮）　芍药三两　甘草二两

(炙)　生姜三两(切)　大枣十二枚(擘)

上五味，㕮咀，以水七升，微火煮取三升，去滓。适寒温服一升。服已，须臾，啜稀粥一升余，以助药力。温覆令一时许，遍身漐漐微似有汗者，益佳，不可令如水淋漓。若一服汗出病差，停后服。

【方解】四逆汤中附子回阳救逆，干姜温中散寒，助附子破阴回阳，增强回阳救逆之力。桂枝汤中桂枝解肌发表，外散风寒，芍药益阴敛营，两者相合，共调营卫。

【方歌】

桂枝汤治太阳风，芍药甘草姜枣同，

解肌发表调营卫，风寒表虚第一方。

【原文】下利，三部脉皆平，按之心下坚者，急下之，宜大承气汤。(37)

下利脉迟而滑者，实也。利去欲止，急下之，宜大承气汤。(38)

下利脉反滑者，当有所去，下乃愈，宜大承气汤。(39)

下利已差，至其年月日时复发者，以病不尽故也，当下之，宜大承气汤。(40)

【提要】此四条论述下利实热证的治疗。此下利为热结旁流之阳明里实，均宜用大承气汤。

【方解】方中大黄泄热通便，荡涤肠胃；芒硝助大黄泄热，又软坚润燥，增强峻下之力；厚朴行气散满；枳实消痞破结。

【原文】下利谵语者，有燥屎也，小承气汤主之。(41)

【提要】本条论述下利谵语实证的治法。亦属胃肠实热燥结，热结旁流，症见下利臭秽、则谵语，治以小承气汤通腑泄热，去实而不伤正。

【方药】小承气汤方：

大黄四两　厚朴二两（炙）　枳实（大者）三枚（炙）

上三味，以水四升，煮取一升二合，去滓，分温二服。得利则止。

【方解】小承气汤是在大承气的基础上去掉芒硝，枳实、厚朴用量减少，具有轻下热结之功。

【方歌】

阳明胃实小承气，大黄枳朴共煎剂，

轻下热结行痞满，亦治燥矢内结利。

【原文】下利便脓血者，桃花汤主之。(42)

【提要】本条论述虚寒下利便脓血的证治。中阳大伤，气血虚陷，滑脱不禁，症见下利脓血，晦暗不鲜，伴脾胃虚寒征象，治以桃花汤温中涩肠固脱。

【方药】桃花汤方：

赤石脂一斤（一半锉，一半筛末）　干姜一两　粳米一升

上三味，以水七升，煮米令熟，去滓，温服七合，内赤石脂末方寸匕，日三服，若一服愈，余勿服。

【方解】方中赤石脂涩肠固脱，干姜温中散寒，粳米养胃和中。

【方歌】

桃花汤中赤石脂，粳米甘草共用之，

虚寒下利便脓血，温中涩肠用莫迟。

【原文】热利下重者，白头翁汤主之。(43)

【提要】本条论述湿热下利的证治。湿热蕴结大肠，灼伤肠络，气机阻滞，故见下利脓血色鲜，秽恶热臭，伴里急后重，滞下不爽之感。治以白头翁汤清热燥湿，凉血止利。

【方药】白头翁汤方：

白头翁二两　黄连　黄柏　秦皮各三两

上四味，以水七升，煮取二升，去滓。温服一升；不愈，更再服。

【方解】方中白头翁清热凉血，秦皮泄肠中湿热，黄连、黄柏清热燥湿，坚阴厚肠以止利。

【方歌】

白头翁汤治热利，黄连黄柏与秦皮，

热利下重便脓血，清热解毒凉血奇。

【原文】下利后更①烦，按之心下濡者，为虚烦也，栀子豉汤主之。(44)

【提要】本条论述下利后虚烦的证治。

【词解】①更：改变，变成。

【方药】栀子豉汤方：

栀子十四枚　香豉四合（绵裹）

上二味，以水四升，先煮栀子，得二升半，内豉，煮取一升半，去滓，分二服，温进一服，得吐则止。

【方解】 方中栀子清心除烦，豆豉升散解郁，透邪解热。

【方歌】

栀子豉汤治虚烦，懊侬颠倒不得眠，

余热留扰胸膈上，下利更烦心下濡（软）。

【原文】 下利清谷，里寒外热，汗出而厥者，通脉四逆汤主之。(45)

【提要】 本条论述寒厥下利，阴盛格阳的证治。

【方药】 通脉四逆汤方：

附子（大者）一枚（生用）　干姜三两（强人可四两）　甘草二两（炙）

上三味，以水三升，煮取一升二合，去滓，分温再服。

【方解】 本方即四逆汤倍干姜，增附子之量，以增强温经回阳之力。

【方歌】

通脉四逆附草姜，大温救逆并回阳，

真寒假热利清谷，脉微肢厥速煎尝。

【原文】下利肺痛，紫参汤主之。(46)

【提要】 本条论述下利肺痛的治法。湿热壅滞肠胃，气机不畅，湿热迫下则下利；湿热浊气逆于上，壅塞胸膈，则胸中作痛。治以紫参汤清热祛湿，行气止痛。

【方药】 紫参汤方：

紫参半斤　甘草三两

上二味，以水五升，先煮紫参，取二升，内甘草，煮取一升半，分温三服。

【方解】 方中紫参除热积而通利肠道；甘草和中调气。

【方歌】

紫参汤中入甘草，清热止痛下利保，

里急后重兼肺痛，方到擒来无烦恼。

【原文】气利[①]，诃梨勒散主之。(47)

【提要】 本条论述虚寒肠滑气利的证治。久病下利，滑脱不禁，大便随矢气而出，为中气下陷，气虚不固所致。治以诃梨勒散涩肠止泻固脱。

【词解】①气利：指下利滑脱，大便随矢气而排出。

【方药】诃梨勒散方：

诃梨勒十枚（煨）

上一味，为散，粥饮和，顿服。

【方解】方中诃梨勒煨制专以涩肠固脱，以粥饮和服，取其益肠胃而健中气。

【方歌】

诃黎勒散治气利，虚寒肠滑矢随气，

煨用诃子涩固脱，兼能温肺止咳逆。

疮痈肠痈浸淫病脉证并治第十八

【原文】**诸浮数脉，应当发热，而反洒淅恶寒，若有痛处，当发其痈。**(1)

【提要】本条论述疮痈初起的脉症与病机。

【原文】**师曰：诸痈肿，欲知有脓无脓，以手掩肿上，热者为有脓，不热者为无脓。**(2)

【提要】本条论述辨别痈肿有脓无脓的方法。

【原文】**肠痈之为病，其身甲错，腹皮急，按之濡，如肿状，腹无积聚，身无热，脉数，此为腹内有痈脓，薏苡附子败酱散主之。**(3)

【提要】本条论肠痈脓已成的证治。肠痈既成，营血内耗，正气渐伤，症见身粗糙如鳞甲交错，腹皮虽急但按之濡软，身无大热，但脉有数象。是肠痈脓已成，须排脓利湿，兼扶助正气，方用薏苡附子败酱散。

【方药】薏苡附子败酱散方：

薏苡仁十分　附子二分　败酱五分

上三味，杵为末，取方寸匕，以水二升，煎减半，顿服，小便当下。

【方解】方中薏苡仁排脓消肿，开壅利肠；少用附子振奋阳气，辛热散结；佐以败酱草解毒排脓。三味相伍，排脓解毒，散结消肿。

【方歌】

薏苡附子败酱散，肠痈脓成按之软，

无热脉数腹皮急，解毒排脓功效展。

【原文】**肠痈者，少腹肿痞，按之即痛如淋，小便自调，时时发热，自汗出，复恶寒。其脉迟紧者，脓未成，可下之，当有血。脉洪数者，脓已成，不可下也。大黄牡丹汤主之。(4)** ※

【提要】本条论述肠痈脓未成的证治。肠痈酿脓过程中，热毒内聚，营血瘀滞，症见少腹肿痞，疼痛拒按，按之则如小便淋痛之状，但却非淋病，小便自利，伴发热汗出恶寒等邪正交争之象，属脓尚未成，应急予攻下通腑，荡热逐瘀，消肿排脓，用大黄牡丹汤治之。

【方药】 大黄牡丹汤方：

大黄四两　牡丹一两　桃仁五十个　瓜子半升　芒硝三合

上五味，以水六升，煮取一升，去滓，内芒硝，再煎沸。顿服之，有脓当下，如无脓，当下血。

【方解】 方中大黄、芒硝泻热通腑，逐瘀破结；牡丹皮、桃仁凉血化瘀；冬瓜子排脓消痈。

【方歌】

金匮大黄牡丹汤，桃仁瓜子芒硝襄，

肠痈初起腹按痛，泻热破瘀消肿强。

【原文】 问曰：寸口脉浮微而涩，法当亡血，若汗出。设不汗者云何？答曰：若身有疮，被刀斧所伤，亡血故也。(5)

【提要】 本条论金疮出血的脉症。

【原文】 病金疮，王不留行散主之。(6)

【提要】 本条论金疮的治方。金疮是指被刀斧等金属利器所致的外伤。肌肤经脉创伤，营卫气血不能循经脉运行，必有出血，同时又有出于脉外而停留体内的瘀血，故用王不留行散治疗。

【方药】王不留行散方：

王不留行十分（八月八日采） 蒴藋细叶[①]十分（七月七日采） 桑东南根（白皮）十分（三月三日采） 甘草十八分 川椒三分（除目及闭口者，去汗） 黄芩二分 干姜二分 芍药二分 厚朴二分

上九味，桑根皮以上三味，烧灰存性，勿令灰过，各别杵筛，合治之为散，服方寸匕。小疮即粉之，大疮但服之，产后亦可服。如风寒，桑东根勿取之。前三物，皆阴干百日。

【方解】王不留行有通经络，行血祛瘀的特效，故为主药；佐以蒴藋细叶治折伤，续筋骨，活血散瘀；桑东南根白皮有补合金疮、续绝通脉之功。三味药阴干，烧灰存性，取其黑能止血也。黄芩、芍药清热和营，川椒、干姜辛散通阳，少佐厚朴利气，甘草调和诸药而解毒。诸药相合，共奏止血通脉、续断敛伤、疏利血气之功。小的

创伤，可直接外敷于创面；大的创伤可作内服；产后出血，亦可内服。

【词解】①蒴藋（shuò zhuó）细叶：又名陆英。

【方歌】

王不留行散金创，藋叶桑皮芩草姜，

厚朴椒芍杵作散，活血止血力偏饶。

【方药】排脓散方：

枳实十六枚　芍药六分　桔梗二分

上三味，杵为散，取鸡子黄一枚，以药散与鸡黄相等，揉和令相得。饮和服之，日一服。

排脓汤方：

甘草二两　桔梗三两　生姜一两　大枣十枚

上四味，以水三升，煮取一升。温服五合，日再服。

【方解】排脓散乃枳实芍药散加桔梗所成。方中枳实破滞行气，芍药和营除血痹，二药合用，可化瘀行滞，排脓去腐；桔梗为排脓要药，鸡子黄为血肉有情之品，以防枳实破滞。诸药合用，有破滞行气、和营去瘀、排脓补虚之功。排脓汤方以甘草解毒，桔梗排脓，更加生姜、大枣调和营卫，以促疮疡之愈合。

【方歌】

排脓散主化痈毒，枳桔芍药共煎煮，
鸡子黄调疗诸痈，将脓未脓肿痛除。
清热解毒排脓汤，桔梗甘草枣生姜，
肺痈初溃咯脓血，消肿排脓治相当。

【原文】**浸淫疮，从口流向四肢者可治，从四肢流来入口者不可治。(7)**

【提要】本条论述浸淫疮的预后。

【原文】**浸淫疮，黄连粉主之。(8)**

【提要】本条论述浸淫疮的治法。

【方歌】

黄连粉治浸淫疮，清热解毒燥湿强，
临证加味不可少，肌表痛痒舌苔黄。

趺蹶手指臂肿转筋阴狐疝蛔虫病脉证治第十九

【原文】师曰：病趺蹶①，其人但能前，不能却，刺腨入二寸，此太阳经伤也。(1)

【提要】本条论述趺蹶的病因和证治。

【词解】①趺蹶：一种足背僵直、行走不利、只能前行不能后退的疾病。

【原文】病人常以手指臂肿动，此人身体瞤瞤者，藜芦甘草汤主之。(2)

【提要】本条论述手指臂肿动的证治。风痰阻滞，流窜筋脉，症见手指及臂部肿胀、身体局部肌肉震颤、掣动，伴时吐浊痰、胸闷气紧、苔白腻、脉弦滑等，治以涌吐风痰，方用藜芦甘草汤。

【方药】藜芦甘草汤方未见。

【方解】方未见。但方名中两味药物，藜芦辛寒大毒，涌吐风痰；甘草和药解毒。

【方歌】

藜芦甘草涌吐方，风痰阻络臂肿胀，

身体瞤瞤手颤抖，辨证仍需它药尝。

【原文】转筋之为病，其人臂脚直[1]，脉上下行，微弦。转筋入腹者，鸡屎白散主之。(3)

【提要】本条论述转筋的证治。证属湿浊化热伤阴，症见四肢筋脉拘挛，屈伸不利，甚至牵引作痛等，治以祛湿除热，下气消积，方用鸡屎白散。

【词解】①臂脚直：手臂和下肢僵直，即四肢拘挛。

【方药】鸡屎白散方：

鸡屎白

上一味，为散，取方寸匕，以水六合，和，温服。

【方解】《神农本草经》谓鸡屎白“主转筋，利小便”。

【方歌】

转筋入腹鸡屎白，利湿清热缓筋脉，

四肢挛痛脉微弦，奇方妙治笑开怀。

【原文】阴狐疝气者，偏有小大，时时上下，蜘蛛散主之。(4)

【提要】本条论述阴狐疝气的证治。寒气凝于厥阴肝经，症见一侧阴囊或腹股沟部出现发作性包块突起，治以辛温通利，破郁结、散寒气，方用蜘蛛散。

【方药】蜘蛛散方：

蜘蛛十四枚（熬焦）　桂枝半两

上二味为散，取八分一匕，饮和服，日再服，蜜丸亦可。

【方解】蜘蛛破结利气；桂枝辛温通利，入厥阴肝经以散寒气。

【方歌】

蜘蛛桂枝主狐疝，辛温通利功散寒，

阴囊胀痛偏小大，时上时下脉迟弦。

【原文】问曰：病腹痛有虫，其脉何以别之？师曰：腹中痛，其脉当沉，若弦，反洪大，故有蛔虫。(5)

【提要】本条论述蛔虫腹痛的脉诊。

【原文】**蛔虫之为病，令人吐涎，心痛，发作有时，毒药不止，甘草粉蜜汤主之。(6)**

【提要】本条论述蛔虫病的症状及缓治之法。吐涎、心痛、发作有时乃蛔虫病发病症状，若用毒药杀虫未果，可先安蛔以缓疼痛之急，方用甘草粉蜜汤。

【方药】甘草粉蜜汤方：

甘草二两　粉一两　蜜四两

上三味，以水三升，先煮甘草，取二升，去滓，内粉、蜜，搅令和，煎如薄粥，温服一升，差即止。

【方解】甘草、米粉、蜜甘平安胃，服后蛔安痛缓，再求根治。

【方歌】

甘草粉蜜缓急功，腹痛时作因蛔虫，

痛甚脉紧吐涎沫，安蛔缓痛又和中。

【原文】**蛔厥者，当吐蛔，今病者静而复时烦，此为脏寒，蛔上入膈，故烦。须臾复止，得食而呕，又烦者，蛔闻食臭出，其人当自吐蛔。(7)**

蛔厥者，乌梅丸主之。(8)

【提要】此二条论述蛔厥的证治。内脏虚寒，蛔虫上扰胸膈，症见蛔虫扰动而剧烈腹痛、烦躁、吐蛔等寒热错杂等表现，治以寒温并用，杀虫安蛔，方用乌梅丸。

【方药】乌梅丸方：

乌梅三百枚　细辛六两　干姜十两　黄连一斤　当归四两　附子六两（炮）　川椒四两（去汗）　桂枝六两　人参　黄柏各六两

上十味，异捣筛，合治之，以苦酒渍乌梅一宿，去核，蒸之五升米下，饭熟，捣成泥，和药令相得，内臼中，与蜜杵二千下，丸如梧子大，先食饮服十丸。日三服，稍加至二十丸。禁生、冷、滑、臭等食。

【方解】蛔虫有得酸则静、得辛则伏、得苦则下的特性，苦酒渍乌梅安蛔止痛；黄连、黄柏清热安蛔；川椒、细辛、干姜、附子、桂枝温阳散寒，安蛔止痛；人参、当归、蜜补气行血，安中扶正。

【方歌】

乌梅丸用细辛桂，黄连黄柏及当归，
人参椒姜加附子，清上温下又安蛔。

妇人妊娠病脉证并治第二十

【原文】 师曰：妇人得平脉，阴脉小弱①，其人渴，不能食，无寒热，名妊娠，桂枝汤主之。于法六十日当有此证，设有医治逆者，却一月，加吐下者，则绝之。(1)

【提要】 本条论述恶阻轻证的治疗。对于阴阳失调的恶阻轻证，用桂枝汤调阴阳，和脾胃，平冲逆。

【词解】 ①阴脉小弱：即尺脉稍显弱象。

【原文】 妇人宿有癥病，经断未及三月，而得漏下不止，胎动在脐上者，为癥痼害。妊娠六月动者，前三月经水利时，胎也。下血者，后断三月，衃也。所以血不止者，其癥不去故也，当下其癥，桂枝茯苓丸主之。(2) ※

【提要】 本条论述妊娠与癥病的鉴别及癥病漏下的治疗。妊娠与癥病的鉴别应从3方面考虑：

①停经前月经是否正常。②胎动出现的时间和部位是否与停经月份相符合。③小腹按之柔软不痛还是疼痛有块。癥病瘀血内阻，血不归经，症见月经前后无定期，血色紫暗有块，腹部刺痛有包块等。治以化瘀消癥，方用桂枝茯苓丸。

【词解】①衃：指色紫而暗的瘀血。

【方药】桂枝茯苓丸方：

桂枝　茯苓　牡丹（去心）　桃仁（去皮尖，熬）　芍药各等分

上五味，末之，炼蜜和丸，如兔屎大，每日食前服一丸。不知，加至三丸。

【方解】桂枝、芍药通调血脉；丹皮、桃仁活血化瘀；茯苓渗湿利水。

【方歌】

桂枝茯苓丹桃芍，妇人癥病瘀留胞，
经断漏下血晦暗，水血同治癥可消。

【原文】妇人怀娠六七月，脉弦发热，其胎愈胀，腹痛恶寒者，少腹如扇[①]，所以然者，子脏[②]开故也，当以附子汤温其脏。(3) ※

【提要】 本条论述妊娠阳虚寒盛腹痛的证治。阳虚阴盛，胞胎失于温养，症见少腹冷痛，形寒怕冷，腹胀，舌淡，苔白润，脉弦无力等，治以温阳散寒，暖宫安胎，方用附子汤。

【词解】 ①少腹如扇：形容少腹恶寒，犹如风吹状。扇，此指风吹。②子脏：即子宫，又称“胞宫”。

【方歌】

妊娠腹痛附子汤，茯苓术芍人参尝，

少腹如扇腹恶寒，暖宫安胎赖温阳。

【原文】 **师曰：妇人有漏下者，有半产后因续下血都不绝者，有妊娠下血者。假令妊娠腹中痛，为胞阻，胶艾汤主之。(4)** ※

【提要】 本条论述妇人冲任脉虚三种下血的证治。冲任脉虚，阴血不能内守，出现妇人下血三证：一为经水淋漓不断的漏下，二为半产后的下血不止，三为妊娠胞阻下血，治以调补冲任，固经安胎，方用胶艾汤。

【方药】 芎归胶艾汤方：

川芎 阿胶 甘草各二两 艾叶 当归各三两 芍药四两 干地黄四两

上七味，以水五升，清酒三升，合煮，取三升，去滓，内胶，令消尽，温服一升，日三服。不差，更作。

【方解】阿胶补血止血；艾叶温经止血；干地黄、芍药、当归、川芎养血和血；甘草调和诸药；清酒助行药力。

【方歌】

胶艾芎归地芍草，养血和血酒别少，

冲任虚寒血不固，调经安胎下血消。

【原文】**妇人怀娠，腹中㽲痛①，当归芍药散主之。**(5) ※

【提要】本条论述妊娠肝脾失调腹痛的证治。肝脾失调、气血郁滞湿阻，症见妊娠腹中痛、小便不利，下肢浮肿，心情不畅等，治以养血调肝，渗湿健脾，方用当归芍药散。

【词解】①㽲痛：腹中急痛。一说绵绵而痛。

【方药】当归芍药散方：

当归三两　芍药一斤　茯苓四两　白术四两　泽泻半斤　川芎半斤

上六味，杵为散，取方寸匕，酒和，日三服。

【方解】 芍药补养肝血，缓急止痛；当归养血行血；川芎行血中之滞气，三药共以调肝；泽泻渗利湿浊，白术、茯苓健脾除湿，三者合以治脾。

【方歌】

当归芍药散川芎，苓术泽泻腹杍痛，

哪管妊娠或杂病，疏肝理脾血水通。

【原文】 **妊娠呕吐不止，干姜人参半夏丸主之。**(6)

【提要】 本条论述恶阻重证的证治。寒饮中阻、脾胃虚寒，症见呕吐不止，反应较重，持续时间长，治以温中散寒、化饮降逆，方用干姜人参半夏丸。

【方药】 干姜人参半夏丸方：

干姜　人参各一两　半夏二两

上三味，末之，以生姜汁糊为丸，如梧桐子大，饮服十丸，日三服。

【方解】干姜温中散寒；人参扶正补虚；半夏、生姜汁蠲饮降逆，和胃止呕。

【方歌】

干姜人参半夏丸，姜汁糊丸效非凡，

妊娠恶阻呕不止，温中散寒饮逆蠲。

【原文】妊娠小便难，饮食如故，当归贝母苦参丸主之。(7)

【提要】本条论述妊娠血虚热郁小便难的证治。妊娠血虚热郁，膀胱湿热蕴结，症见妊娠小便不利，小便短赤或尿急、尿频、淋漓涩痛，饮食如常等，治以养血开郁，清热除湿，方用当归贝母苦参丸。

【方药】当归贝母苦参丸方，男子加滑石半两：

当归　贝母　苦参各四两

上三味，末之，炼蜜丸如小豆大，饮服三丸，加至十丸。

【方解】当归养血润燥；贝母清热开郁下气；苦参清热燥湿通淋涩。

【方歌】

当归贝母苦参丸，妊娠淋漓小便难，

养血开郁祛湿热，或加滑石男子痊。

【原文】妊娠有水气，身重，小便不利，洒淅恶寒，起即头眩，葵子茯苓散主之。(8)

【提要】本条论述妊娠水气的证治。胎气影响膀胱气化受阻，水湿停聚，症见妊娠小便不利，水肿身重，头眩等，治以通窍利水，方用葵子茯苓散。

【方药】葵子茯苓散方：

葵子一斤　茯苓三两

上二味，杵为散，饮服方寸匕，日三服。小便利则愈。

【方解】葵子滑利通窍；茯苓淡渗利水；两药合用，利水通窍，渗湿通阳。

【方歌】

葵子茯苓散妙方，利水通窍又通阳，

妊娠身重小便涩，恶寒头眩病宜尝。

【原文】妇人妊娠，宜常服当归散主之。(9)※

【提要】 本条论述血虚湿热胎动不安的治法。妇人妊娠后，肝血不足，脾失健运，血虚湿热，症见胎动不安，时时腹痛，带下黄稠，舌苔黄腻等，治以养血健脾，清热除湿，祛病安胎，方用当归散。

【方药】 当归散方：

当归　黄芩　芍药　川芎各一斤　白术半斤

上五味，杵为散，酒饮服方寸匕，日再服。妊娠常服即易产，胎无疾苦。产后百病悉主之。

【方解】 当归、芍药补肝养血；川芎行血中之气，补而不滞；白术健脾除湿；黄芩坚阴清热。

【方歌】

养血清热当归散，健脾清热又调肝，
芎芍芩术一同入，妊娠常服胎可安。

【原文】 **妊娠养胎，白术散主之。(10)** ※

【提要】 本条论述脾虚寒湿的养胎方法。妇人怀妊，脾气虚寒，寒湿内阻，症见胎动不安，气虚乏力，带下清稀色白，四肢不温，食少便溏等，治以补脾除湿，温中安胎，方用白术散。

【方药】白术散方：

白术四分　川芎四分　蜀椒三分（去汗）　牡蛎二分

上四味，杵为散，酒服一钱匕，日三服，夜一服。但苦痛，加芍药；心下毒痛，倍加川芎；心烦吐痛，不能食饮，加细辛一两，半夏大者二十枚。服之后，更以醋浆水服之。若呕，以醋浆水服之；复不解者，小麦汁服之；已后渴者，大麦粥服之。病虽愈，服之勿置。

【方解】白术健脾除湿；川芎和肝舒气；蜀椒温中散寒；牡蛎收敛固涩。

【方歌】

妊娠养胎白术散，蜀椒牡蛎芎䓖参，

健脾温中燥寒湿，胎动不安腹痛缓。

【原文】妇人伤胎，怀身腹满，不得小便，从腰以下重，如有水气状，怀身七月，太阴当养不养，此心气实，当刺泻劳宫及关元，小便微利则愈。(11)

【提要】本条论述妊娠伤胎的证治。

妇人产后病脉证治第二十一

【原文】问曰：新产妇人有三病，一者病痓，二者病郁冒，三者大便难，何谓也？师曰：新产血虚，多汗出，喜中风，故令病痓；亡血复汗，寒多，故令郁冒；亡津液，胃燥，故大便难。(1) ※

【提要】本条论述产后三病的形成机理。痓病、郁冒、大便难是妇人产后容易发生的三种病证，均由产后亡血伤津、气血不足所致。

【原文】产妇郁冒，其脉微弱，呕不能食，大便反坚，但头汗出。所以然者，血虚而厥，厥而必冒。冒家欲解，必大汗出。以血虚下厥，孤阳上出，故头汗出。所以产妇喜汗出者，亡阴血虚，阳气独盛，故当汗出，阴阳乃复。大便坚，呕不能食，小柴胡汤主之。(2)

【提要】本条指出产妇郁冒、便坚的脉因证治。产妇郁冒由产后亡血伤津，复感邪气，邪气闭阻、上逆所致，治当全身汗出津津，以使阴阳恢复相对平衡；郁冒阴虚阳亢，外感寒邪，阳郁上冲，症见郁闷不舒，头晕目眩，呕不能食，大便坚，头汗出，脉微弱等，治以和利枢机，扶正达邪，方用小柴胡汤。

【原文】病解能食，七八日更发热者，此为胃实，大承气汤主之。(3)

【提要】本条论述郁冒病解转为胃实的证治。郁冒已解，阳明胃实，症见腹满痛，大便秘结，脉沉实，舌红苔黄燥等，治以荡涤实邪，方用大承气汤。

【原文】产后腹中㽲痛，当归生姜羊肉汤主之；并治腹中寒疝，虚劳不足。(4) ※

【提要】本条论述产后血虚里寒的腹痛证治。产后血虚，寒自内生，症见腹部绵绵作痛、喜温喜按等，治以养血补虚，温中散寒，方用当归生姜羊肉汤。

【方药】当归生姜羊肉汤方见寒疝中。

【原文】产后腹痛，烦满不得卧，枳实芍药散

主之。(5) ※

【提要】 本条论述产后气血郁滞腹痛的证治。产后气血郁滞，气滞重于血滞，症见产后腹胀痛，烦满不得卧等，治以行气散结、和血止痛，方用枳实芍药散。

【方药】 枳实芍药散方：

枳实（烧令黑，勿太过）　芍药等分

上二味，杵为散，服方寸匕，日三服，并主痈脓，以麦粥下之。

【方解】 枳实理气散结，炒黑入血分，能行血中之气；芍药和血止痛；大麦粥和胃安中。

【方歌】

妇人枳实芍药散，产后腹痛烦胀满，

行气止痛兼活血，枳实烧黑勿成炭。

【原文】 **师曰：产妇腹痛，法当以枳实芍药散，假令不愈者，此为腹中有干血着脐下，宜下瘀血汤主之。亦主经水不利。**(6) ※

【提要】 本条论述产后瘀血内结腹痛的证治。产后瘀血凝结胞宫。症见恶露不尽，少腹刺痛拒按，痛处固定不移，按之有块，舌紫暗或有瘀点瘀斑，脉沉涩等，治以破血逐瘀，方用下瘀血汤。

【方药】下瘀血汤方：

大黄二两　桃仁二十枚　䗪虫二十枚（熬，去足）

上三味，末之，炼蜜和为四丸，以酒一升，煎一丸，取八合，顿服之。新血下如豚肝。

【方解】大黄荡逐瘀血；桃仁润燥活血化瘀；䗪虫破结逐瘀；以蜜为丸，缓和药性；以酒煎药，引入血分，助行药势。服药后，所下之血色如豚肝，是药已中病、瘀血下行的表现。

【方歌】

下瘀血汤䗪黄桃，干血内结产妇胞，

破血下瘀酒煎丸，亦治血瘀经不调。

【原文】产后七八日，无太阳证，少腹坚痛，此恶露不尽，不大便，烦躁发热，切脉微实，再倍发热，日晡时烦躁者，不食，食则谵语，至夜即愈，宜大承气汤主之。热在里，结在膀胱也。(7)

【提要】本条指出产后瘀血内阻兼阳明里实

的证治。产后瘀阻胞宫，热结胃肠，症见少腹坚痛，大便干结，烦躁发热，日晡增重，不能饮食，食则谵语，至夜即愈，脉微实等，治以通腑泄热，方用大承气汤。

【原文】**产后风，续之数十日不解，头微痛，恶寒，时时有热，心下闷，干呕汗出。虽久，阳旦证①续在耳，可与阳旦汤。(8)**

【提要】本条论述产后中风持续不愈的证治。产后气血两亏，外感风邪，症见头痛、恶寒、汗出、时发热，并兼干呕、心下闷等，病情迁延数十日不止，治以解表祛风，调和营卫，方用桂枝汤。

【词解】①阳旦证：即桂枝汤证，此处指太阳中风表证。

【方歌】

阳旦汤治太阳风，产后寒热头微疼，

干呕汗出心下闷，桂枝汤方又一名。

【原文】**产后中风发热，面正赤，喘而头痛，竹叶汤主之。(9)**

【提要】本条论述产后中风兼阳虚的证治。产后正虚，复感风邪，虚阳上越，虚实错杂，症见发热头痛、面赤气短等，治以扶正祛邪，标本兼顾，方用竹叶汤。

【方药】竹叶汤方：

竹叶一把　葛根三两　防风　桔梗　桂枝　人参　甘草各一两　附子一枚（炮）　大枣十五枚　生姜五两

上十味，以水一斗，煮取二升半，分温三服，温覆使汗出。颈项强，用大附子一枚，破之如豆大，煎药扬去沫。呕者，加半夏半升（洗）。

【方解】竹叶甘淡轻清，辅以葛根、桂枝、防风、桔梗疏风解表；人参、附子温阳益气；甘草、生姜、大枣调和营卫。

【方歌】

竹叶汤中葛根防，参附桔草桂枣姜，

产后中风面赤喘，表里兼治正气彰。

【原文】妇人乳中[①]虚，烦乱呕逆，安中益气，竹皮大丸主之。(10) ※

【提要】本条论述产后虚热烦呕的证治。妇人产后耗气伤血，复因哺乳，阴血更亏，虚热内扰心神，内犯于胃，症见烦乱呕逆，治以清热降逆，安中益气，方用竹皮大丸。

【词解】①乳中：即产后。

【方药】竹皮大丸方：

生竹茹二分　石膏二分　桂枝一分　甘草七分　白薇一分

上五味，末之，枣肉和丸，弹子大，以饮服一丸，日三夜二服。有热者，倍白薇；烦喘者，加柏实一分。

【方解】竹茹清虚热，止呕逆；石膏清热除烦；白薇善清虚热；桂枝少佐以防清热药伤阳，并与甘药合用辛甘化阳，更助竹茹降逆止呕；甘草、大枣安中益胃。

【方歌】

竹皮大丸用竹茹，白薇膏桂草枣入，
产后虚热并烦呕，安中益气乳中舒。

【原文】产后下利虚极，白头翁加甘草阿胶汤

主之。(11)

【提要】 本条论述产后热利伤阴的证治。产后气血不足，又加热利伤阴，症见发热腹痛、里急后重、下利脓血、体倦、口干喜饮、脉细数或虚数等，治以清热止痢，方用白头翁汤。

【方药】 白头翁加甘草阿胶汤方：

白头翁二两　黄连　柏皮　秦皮各三两　甘草　阿胶各二两

上六味，以水七升，煮取二升半，内胶，令消尽，分温三服。

【方解】 白头翁汤清热止痢；加阿胶养血益阴；甘草补虚和中，并能缓解白头翁汤之苦寒。

【方歌】

白头翁汤治热利，黄连黄柏与秦皮，
热利下重便脓血，清热解毒凉血奇，
再入阿胶并甘草，妇人产后利虚极。

【原文】 附方：

《千金》三物黄芩汤：治妇人在草蓐，自发露得风，四肢苦烦热。头痛者，与小柴胡汤。头不

痛，但烦者，此汤主之。

黄芩一两　苦参二两　干地黄四两

上三味，以水八升，煮取二升，温服一升，多吐下虫。

《千金》内补当归建中汤：治妇人产后虚羸不足。腹中刺痛不止，吸吸少气，或苦少腹中急，摩痛，引腰背，不能食饮。产后一月，日得四五剂为善。令人强壮，宜。

当归四两　桂枝三两　芍药六两　生姜三两　甘草二两　大枣十二枚

上六味，以水一斗，煮取三升，分温三服，一日令尽。若大虚，加饴糖六两，汤成内之，于火上暖，令饴消。若去血过多，崩伤内衄不止，加地黄六两，阿胶二两，合八味，汤成内阿胶。若无当归，以川芎代之。若无生姜，以干姜代之。

妇人杂病脉证并治第二十二

【原文】妇人中风，七八日续来寒热，发作有时，经水适断，此为热入血室，其血必结，故使如疟状，发作有时，小柴胡汤主之。(1)

妇人伤寒发热，经水适来，昼日明了，暮则谵语，如见鬼状者，此为热入血室，治之无犯胃气及上二焦，必自愈。(2)

妇人中风，发热恶寒，经水适来，得七八日，热除脉迟，身凉和，胸胁满，如结胸状，谵语者，此为热入血室也，当刺期门，随其实而取之。(3)

阳明病，下血讝语者，此为热入血室，但头汗出，当刺期门，随其实而泻之，濈然汗出者愈。(4)

【提要】以上四条均论述热入血室的证治。热入血室，指妇女在月经期感受外邪，邪热与血互相搏结于血室而出现的病证。

【原文】**妇人咽中如有炙脔①，半夏厚朴汤主之。**(5) ※

【词解】①炙脔（luán）：肉切成块名脔，炙脔即烤肉块。

【提要】本条论述痰凝气滞于咽中的证治，即后世所称“梅核气”。病由情志不畅，气郁生痰，痰气交阻，上逆于咽喉之间而成，症见妇人自觉咽中有物梗塞，咯之不出，吞之不下，治疗用半夏厚朴汤解郁化痰，顺气降逆。

【方药】半夏厚朴汤方：

半夏一升　厚朴三两　茯苓四两　生姜五两　干苏叶二两

上五味，以水七升，煮取四升。分温四服，日三服、夜一服。

【方解】方中半夏、厚朴、生姜辛以散结，苦以降逆；辅以茯苓利饮化痰；佐以苏叶芳香宣气解郁。

【方歌】

半夏厚朴痰气舒，茯苓生姜共紫苏，

七情郁结咽炙脔，降气化痰效桴鼓。

【原文】**妇人脏躁，喜悲伤欲哭，象如神灵所作，数欠伸，甘麦大枣汤主之。**(6)　※

【提要】本条论述脏躁的证治。本病初起多由情志不舒或思虑过度，肝郁化火，久则伤阴耗液，心脾两虚所致。一般表现为精神失常，无故悲伤欲哭，频作欠伸，神疲乏力，常伴有心烦失眠、情绪易于波动等。治以甘麦大枣汤补益心脾，宁心安神。

【方药】甘草小麦大枣汤方：

甘草三两　小麦一升　大枣十枚

上三味，以水六升，煮取三升，温分三服。亦补脾气。

【方解】方中小麦养心安神，甘草、大枣甘润调中而缓急。

【方歌】

脏躁甘麦大枣汤，神情欲哭喜悲伤，

神灵所作数欠伸，补养心脾缓急方。

【原文】**妇人吐涎沫，医反下之，心下即痞。**

当先治其吐涎沫，小青龙汤主之；涎沫止，乃治痞，泻心汤主之。(7)

【提要】本条论述上焦寒饮误下成痞的先后治法。

【原文】妇人之病，因虚、积冷、结气，为诸经水断绝至有历年，血寒积结，胞门寒伤，经络凝坚。※

在上，呕吐涎唾，久成肺痈，形体损分；在中盘结，绕脐寒疝，或两胁疼痛，与藏相连；或结热中，痛在关元。脉数无疮，肌若鱼鳞，时著男子，非止妇身。在下未多，经候不匀。冷阴掣痛，少腹恶寒，或引腰脊，下根气街，气冲急痛，膝胫疼烦，奄忽眩冒，状如厥癫，或有忧惨，悲伤多嗔，此皆带下，非有鬼神。

久则羸瘦，脉虚多寒。三十六病，千变万端，审脉阴阳，虚实紧弦，行其针药，治危得安，其虽同病，脉各异源，子当辨记，勿谓不然。(8)

【提要】本条为妇人杂病的总纲。引起妇女杂病的原因有很多，但概括起来，不外虚、积冷、结气三个方面。虚指气虚血少，气虚不能生血摄血，血少则无以营养冲任；积冷指寒冷久积，阳气虚衰，凝结不散；结气指由情志刺激导致的气机郁结。辨证时应详审脉之阴阳，证之虚实寒热，然后予以针对性治疗。

【原文】问曰：妇人年五十所，病下利①数十日不止，暮即发热，少腹里急，腹满，手掌烦热，唇口干燥，何也？师曰：此病属带下。何以故？曾经半产，瘀血在少腹不去，何以知之？其证唇口干燥，故知之。当以温经汤主之。(9) ※

【提要】本条论述妇人冲任虚寒夹有瘀血而致崩漏的证治。妇人五十岁左右气血已衰，冲任脉虚，经水当绝。今下血数十日不止，此属崩漏。从唇口干燥来判断，系体内有瘀血。究其病因，可由冲任虚寒、曾经半产、瘀血停留于少腹所致。冲任本虚，加之漏血数十日，阴气一伤再伤，以至阴虚生内热。当用温经汤温养气血，活血祛瘀，兼以滋阴清热。

【词解】①下利：多做下血解。

【方药】温经汤方：

吴茱萸三两　当归　川芎　芍药各二两　人参　桂枝　阿胶　牡丹皮（去心）　生姜　甘草各二两　半夏半升　麦门冬一升（去心）

上十二味，以水一斗，煮取三升，分温三服。亦主妇人少腹寒，久不受胎，兼取崩中去血，或月水来过多，及至期不来。

【方解】方中吴茱萸、桂枝、生姜温经散寒，通利血脉；阿胶、当归、川芎、芍药、丹皮活血祛瘀，养血调经；麦门冬养阴润燥而清虚热；人参、甘草、半夏补中益气，降逆和胃。

【方歌】

温经汤中吴萸芎，归芍丹桂江夏冬，

参草益脾胶养血，调经重在暖胞宫。

【原文】带下，经水不利，少腹满痛，经一月再见[①]者，土瓜根散主之。（10）

【提要】本条论述瘀血致经水不利的证治。此带下即广义带下病，泛指妇人疾病。由于瘀血内阻，经行不畅，少腹满痛，或一月两潮，常可见月经量少、色紫有块、舌质紫暗、脉涩等症。治以土瓜根散行血祛瘀。

【词解】①经一月再见（xiàn）：月经一月两潮。

【方药】土瓜根散方，阴㿉肿亦主之：

土瓜根　芍药　桂枝　䗪虫各三分

上四味，杵为散。酒服方寸匕，日三服。

【方解】方中土瓜根即王瓜根，其性苦寒，清热行瘀；芍药和阴止痛；桂枝温通血脉；䗪虫破血通瘀。以酒冲服，能加强活血调经作用。

【方歌】

土瓜根散䗪桂芍，少腹满痛经不调，

色暗有块月再见，作散酒服瘀血消。

【原文】寸口脉弦而大，弦则为减，大则为芤，减则为寒，芤则为虚，寒虚相搏，此名曰革，妇人则半产漏下，旋覆花汤主之。(11)

【提要】本条论述半产漏下的脉象和治法。方见十一卷。

【原文】妇人陷经[①]，漏下，黑不解，胶姜汤主

之。(12)

【提要】本条论述妇人陷经的证治。妇人漏下，血色紫黑，有属冲任虚寒、不能摄血者，亦有属于瘀血郁热者。治用胶姜汤，后世多数医家认为系胶艾汤加干姜。

【词解】①陷经：即经血下陷，漏下不止。

【方歌】

妇人陷经胶姜汤，漏下色黑冲任伤，

温阳散寒固经血，方类胶艾面苍苍。

【原文】**妇人少腹满如敦[①]状，小便微难而不渴，生[②]后者，此为水与血并结在血室也，大黄甘遂汤主之。(13)** ※

【提要】本条论述妇人水血俱结血室的证治。证属产后瘀血水停，水血互结，症见产后少腹满如敦状，小便微难而不渴。治疗用破血逐水的大黄甘遂汤。

【词解】①敦（dùi）：古代盛放食物的器具。上下稍锐，中间肥大。②生：疑应为“经”字。

【方药】大黄甘遂汤方：

大黄四两　甘遂二两　阿胶二两

上三味，以水三升，煮取一升。顿服之，其血当下。

【方解】方中大黄攻瘀，甘遂逐水，配阿胶养血扶正，使邪去而正不伤。

【方歌】

大黄甘遂汤阿胶，少腹如敦满痛消，

血水互结在血室，破瘀逐水护血调。

【原文】妇人经水不利下，抵当汤主之。亦治男子膀胱满急，有瘀血者。(14)

【提要】本条论述经水不利属于瘀结成实的治法。以方测证，经水不利下是由瘀血阻滞而致，属于瘀血重证，临床还可见少腹硬满、结痛拒按、小便自利、舌青暗或有瘀点、脉沉涩等。用抵当汤破血逐瘀。

【方药】抵当汤方：

水蛭三十个（熬）　虻虫三十枚（熬，去翅足）　桃仁二十个（去皮尖）　大黄三两（酒浸）

上四味，为末，以水五升，煮取三升，去滓，温服一升。

【方解】 方中以水蛭、虻虫攻其瘀，大黄、桃仁下其血，瘀血去而新血生，则其经自行。

【方歌】

抵当汤用桃大黄，虻虫水蛭逐瘀强，

妇人经水闭不通，伤寒蓄血病如狂。

【原文】妇人经水闭不利，藏坚癖不止，中有干血，下白物，矾石丸主之。(15)

【提要】 本条论述湿热带下的外治法。

【方药】 矾石丸方：

矾石三分（烧）　杏仁一分

上二味，末之，炼蜜和丸枣核大，内脏中，剧者再内之。

【方解】 方中矾石性寒燥湿，清热祛腐，解毒杀虫，酸涩以止带；杏仁、白蜜滋润以制矾石燥涩之性。

【方歌】

矾石丸中用杏仁，善治妇人白带频，

清热燥湿杀虫痒，外治栓剂祖方寻。

【原文】妇人六十二种风，及腹中血气刺痛，红蓝花酒主之。(16)

【提要】本条论述风血相搏血凝气滞的腹痛治法。

【方药】红蓝花酒方疑非仲景方：

红蓝花一两

上一味，以酒一大升，煎减半。顿服一半，未止，再服。

【方解】红蓝花酒方可温通气血，令气行血开，则风自散，而刺痛自止。后世用酒剂，或用红花泡酒服，或用红花酒浸后再煎，皆从本方和《金匮要略》之酒剂发展而来。

【方歌】

红蓝花酒活血气，腹中刺痛风不息，

治风本当先治血，酒剂先祖此方奇。

【原文】妇人腹中诸疾痛，当归芍药散主之。(17) ※

【提要】本条论述妇人肝脾不调腹中诸痛的治法。其病机与妊娠当归芍药散证相同。临床症状除腹痛外，尚有小便不利、腹微胀满、四肢头面微肿等。用当归芍药散调肝养血，健脾利湿。

【原文】**妇人腹中痛，小建中汤主之。**(18)

【提要】本条论述妇人虚寒腹痛的治法。中焦虚寒，气血来源不足，不能温煦经脉，所以腹中绵绵作痛，故用小建中汤温补脾胃，益气血生化之源。

【原文】**问曰：妇人病，饮食如故，烦热不得卧，而反倚息者，何也？师曰：此名转胞，不得溺也。以胞系了戾①，故致此病。但利小便则愈，宜肾气丸主之。**(19) ※

【提要】本条论述妇人转胞的证治。妇人转胞的主症是小便不通，脐下急迫。本条为肾气不举，膀胱气化不行所致。肾气丸振奋肾阳，蒸化水气，令小便通利，则其病自愈。

【词解】①胞系了戾："胞"同"脬"，指膀胱。膀胱之系缭绕不顺，即膀胱气化不利。

【方药】肾气丸方：

干地黄八两　薯蓣四两　山茱萸四两　泽泻

三两　茯苓三两　牡丹皮三两　桂枝　附子（炮）各一两

上八味，末之，炼蜜和丸梧子大。酒下十五丸，加至二十五丸，日再服。

【原文】蛇床子散方，温阴中坐药。(20)

【提要】本条论述寒湿带下的外治法。

【方药】蛇床子仁

上一味，末之，以白粉少许，和令相得，如枣大，绵裹内之，自然温。(白粉即米粉，藉之以和合也)

【方解】蛇床子性温味苦，有暖宫除湿、止痒杀虫的作用。

【方歌】

蛇床子散用米粉，寒湿带下痒难忍，

暖宫燥湿能杀虫，阴中坐药法堪遵。

【原文】少阴脉滑而数者，阴中即生疮，阴中蚀疮烂者，狼牙汤洗之。(21)

【提要】本条论述妇人前阴蚀疮的外治法。

【方药】狼牙汤方：

狼牙三两

上一味，以水四升，煮取半升，以绵缠筋如茧，浸汤沥阴中，日四遍。

【方解】 用狼牙汤外洗，有除湿杀虫、止痒痛的作用。

【方歌】

妇人阴疮狼牙汤，清热燥湿杀虫痒，

阴痛痒肿疮蚀烂，外用汤洗不思量。

【原文】 **胃气下泄，阴吹①而正喧②，此谷气之实也，膏发煎导之。（22）**

【词解】 ①阴吹：前阴出气，犹如后阴矢气一样。②正喧：前阴出气频繁，以致声响连续不断。

【提要】 本条论述阴吹的病因和证治。以方测证，除阴吹而正喧外，当有大便燥结、小便不利等症。其病机除胃肠燥结外，还兼有血瘀，故治用猪膏发煎润肠化瘀通便，使浊气下泄，归于肠道，其病自愈。

【原文】 **小儿疳虫蚀齿①方，疑非仲景方：**

雄黄　葶苈

上二味，末之，取腊月猪脂熔，以槐枝绵裹头四五枚，点药烙之。

【词解】①疳虫蚀齿：疳虫，指疳热生虫；蚀齿，指牙龈溃烂、牙齿蛀蚀等症。

【方解】此方具有解毒杀虫去蚀之功。方中雄黄解毒杀虫；葶苈，主癥瘕积聚结气，破坚逐邪，通利水道；槐枝杀虫解毒；猪脂祛风润燥，用作辅料。

【方歌】

小儿疳虫蚀齿方，药用葶苈与雄黄，

牙齿蛀蚀龈肿烂，行气活血杀虫良。

金匮方剂索引

一画

二画

三画

四画

五画

六画

七画

八画

九画

十画

十一画

十二画

十三画

十四画

十六画

十九画

金匮方歌

金匮栝蒌桂枝汤，柔痉身体几几强，
太阳证备脉沉迟，解肌舒筋效用昌。
葛根汤方麻桂枝，芍草姜枣七般施，
欲做刚痉表无汗，口噤项强皆可治。
痉病口噤兼胸满，卧不着席脚急挛，
阳明腑实见龂齿，大承气汤可以痊。
麻黄加术金匮方，寒湿痹表烦疼僵，
体痛无汗火攻慎，微汗祛湿功效彰。
金匮麻杏苡甘汤，发热身痛日晡昌，
汗出当风久取冷，风湿化热轻宣方。
防己黄芪是良方，白术甘草枣生姜，
恶风汗出身肿重，风湿表虚服之康。
桂枝附子治风湿，桂枝去芍附子施，
身痛转难脉虚涩，湿伤阳气岂不知。
白术附子温经寒，姜枣甘草同入煎，

风祛湿存身困重，健脾祛湿中焦暖。
仲景甘草附子汤，桂附术附同入尝，
表里阳虚风湿盛，疼烦掣痛骨节伤。
白虎汤加人参剂，清热生津又益气，
身热汗出口燥渴，暑热脉洪按无力。
太阳中暍暑湿著，身热疼重脉微弱，
夏月伤冷水行皮，一物瓜蒂功效硕。

百合知母养阴方，泉水加入润燥良，
百合误汗热烦渴，宁心润肺神安康。
百合滑石代赭汤，百合下后气逆伤，
小便短涩兼呕恶，口渴神恍热烦张。
百合鸡子汤方好，滋肺养胃脏气保，
误吐心悸胃虚烦，或见风动手足扰。
仲景百合地黄汤，百合病中基础方，
宁心润肺又滋肾，如有神灵精神恍。
百合洗方以洗身，百合不解变渴甚，
洗后调养勿盐豉，内外合治效如神。
润燥栝蒌牡蛎散，百合洗已口仍干，

阴虚阳浮渴不差，益阴潜阳功独善。
仲景百合滑石散，百合变热小便短，
口渴心烦神不净，滋心润肺功效展。
甘草泻心汤高妙，寒温消补升降调，
伤寒误治呕利痞，金匮狐惑湿热消。
狐惑熏洗苦参汤，燥湿清热解毒良，
前阴虫蚀咽干痛，亦治阴痒与瘙痒，
若是后阴肛蚀烂，臬臬烟熏雄黄方。
赤豆当归浆水尝，清热利湿排脓伤，
狐惑脓成食欲复，痔疮便血服之康。
阳毒升麻鳖甲汤，当归蜀椒草雄黄，
面斑咽痛唾脓血，凉血活血解毒良，
阴毒再去雄黄椒，面青身痛如被杖。

鳖甲煎射蜣鼠巢，参胶芩柴姜桂芍，
紫葳瞿麦虫硝夏，丹朴葶苇大黄桃，
疟母胁癖久瘀血，软坚消癥功效高。
白虎桂枝是良方，膏知粳草桂枝帮，
清热通络又止痛，温疟热痹服之爽。

牝疟云龙蜀漆散，截疟扶阳化痰兼，
寒多热少发有时，身痛无汗脉滑弦。

侯氏黑散菊花重，参术苓桂姜归芎，
芩桔防辛矾牡蛎，脾虚肝旺大风中。
风引汤除热瘫痫，石膏滑石寒水兼，
赤白紫石黄草桂，息风清热龙牡姜。
防己地黄病如狂，妄行独语阴血伤，
二防桂枝甘草入，滋阴息风功效彰。
头风摩散附子盐，沐后摩疾效力先，
偏正头痛口眼㖞，温经止痛散风寒。
桂枝芍药知母汤，术附姜防草麻黄，
身体魁羸肢节痛，风寒湿热痹可尝。
寒湿历节乌头汤，黄芪草芍配麻黄，
散寒逐湿蠲痹痛，勿忘乌头蜜煎尝。
矾石汤方治脚气，祛湿消肿清热力，
逐水护心能解毒，脚肿泛恶无所避。

黄芪桂枝五物汤，桂枝去草倍生姜，

身体不仁如风痹，益气行血第一方。
桂枝汤加龙牡蛎，调和阴阳固涩剂，
男子遗精女梦交，盗汗脱发失眠息。
天雄散壮肾中阳，桂术龙骨共酒尝，
阳虚失精关不固，补阳摄阴此方良。
小建中汤君饴糖，芍药倍入桂枝汤，
虚劳里急腹中痛，缓急建中和阴阳。
黄芪建中是妙方，小建中加黄芪将，
虚劳里急诸不足，胃脘隐痛服之康。
八味肾气治肾虚，地黄淮药及山萸，
丹皮苓泽加附桂，引火归原热下趋，
脚气上入或转胞，温阳化气寒湿祛，
虚劳腰痛小便少，下消溲多亦可愈。
薯蓣丸用八珍汤，虚劳不足风气伤，
胶麦姜杏桔梗蔹，豆卷神曲柴桂防，
大枣百枚蜜丸服，扶正祛邪补脾良。
酸枣仁汤枣仁先，虚劳虚烦不得眠，
茯知甘草川芎入，养血宁心梦安然。
大黄䗪虫芩草芍，水蛭虻虫蛴漆桃，

地黄杏仁酒丸下，缓中补虚干血劳。

甘草干姜肺痿方，上焦虚冷肺气伤，
甘草四两炮姜二，温上制下遗尿穰。
射干麻黄味辛夏，姜枣紫菀款冬花，
喉中水鸡咳喘逆，宣肺下气效堪夸。
宣壅导滞皂荚丸，上能利窍下涤痰，
咳逆喘满不得卧，吐浊如胶大便难。
金匮厚朴麻黄汤，辛夏膏杏麦味姜，
寒饮兼热咳脉浮，宣肺降逆化饮良。
泽漆汤治咳脉沉，胸胁痛引肿兼身，
姜夏桂前黄芩紫，逐饮安正草人参。
麦门冬汤用人参，枣草粳米半夏存，
肺痿咳逆因虚火，益胃生津此方珍。
葶苈大枣泻肺汤，行水下气清痰良，
肺痈酿脓咳胸满，支饮痰喘胸膈胀。
桔梗汤是仲景方，桔一甘二共煎尝，
少阴客热咽喉痛，肺痈咯腥排脓强。
仲景越婢半夏汤，麻膏姜夏甘枣尝，

肺胀咳喘目如脱，宣肺化饮热能降。
小青龙汤加石膏，化饮清热又解表，
肺胀痰稀喘烦躁，寒热不见乐逍遥。

奔豚汤中芩葛草，姜夏芎归配芍药，
肝郁化热气冲胸，李根白皮不可少。
桂枝加桂奔豚方，汗伤心阳被寒伤，
气逆冲胸发欲死，五两桂枝为主将。
苓桂枣甘平冲逆，欲作奔豚脐下悸，
汗伤心阳水不制，苓八桂四通阳气。

栝蒌薤白白酒汤，通阳散结胸膈畅，
喘息咳唾胸背痛，胸痹辨治基础方。
栝蒌薤白半夏汤，祛痰宽胸酒煎方，
心痛彻背不得卧，重用半夏力能当。
枳实薤白桂枝汤，厚朴栝蒌合成方，
通阳散结除胸痹，胸胁痞满气逆尝。
人参汤即理中汤，人参甘草术干姜，
阳微不振成胸痹，温中健脾第一方。

茯苓杏仁甘草汤，宣肺化饮小良方，
胸痹轻证气短塞，上焦饮阻觅此方。
橘枳姜汤治胸痹，降气和胃行水气，
胸满息短气痞塞，气滞气逆此方宜。
薏苡附子杵为散，胸痹急证功效展，
常备身边用非常，除湿宣痹温里寒。
桂枝生姜枳实汤，化饮降逆力通阳，
诸逆痞满心悬痛，胸痹短气亦可尝。
温阳乌头赤脂丸，姜附椒入逐阴寒，
心背彻痛不休止，阳微寒盛胸痹痊。

厚朴七物枳大黄，桂草姜枣共入汤，
阳明里实表未罢，浮数发热腹满胀。
附子粳米腹中寒，草枣半夏来作伴，
阳虚饮逆呕吐涎，雷鸣切痛胁逆满。
厚朴三物腹满方，朴八枳五四两黄，
腹痛便闭脉滑实，行气除满速煎尝。
大柴胡汤用大黄，枳实芩夏芍枣姜，
阳明里实兼少阳，和解攻里妙法攘。

大建中汤建中阳，人参椒姜君饴糖，
心胸大痛呕不食，腹起包块寒气张。
金匮大黄附子汤，再加细辛共煎尝，
胁下偏痛脉弦紧，温下寒积是祖方。
赤丸辛夏苓乌头，散寒化饮止痛优，
蜜丸酒下朱砂裹，寒气厥逆莫苦愁。
寒疝腹痛乌头煎，绕脐痛急脉沉弦，
肢厥白汗发有时，白蜜缓毒增效兼。
当归生姜羊肉汤，养血散寒是妙方，
寒疝腹痛胁里急，虚劳不足亦可尝。
桂枝汤合乌头煎，寒疝腹痛内外兼，
手足不仁身疼痛，逐寒解表抵当先。
瓜蒂散用赤小豆，涌吐宿食涤痰优，
香豉煮汁和散服，邪结上脘呕泛喉。

旋覆花汤新绛葱，肝络气血着不通，
散瘀通阳行气滞，热饮不解苦蹈胸。
麻子仁丸治脾约，大黄枳朴杏仁芍，
胃热津枯便难解，润肠通便功效高。

甘姜苓术肾着汤，劳汗冷湿腰府伤，
冷痛肿重病久久，燠土胜水温脾阳。

苓桂术甘痰饮方，温阳化饮健脾阳，
饮停心下胸胁满，短气眩悸皆可尝。
甘遂半夏草白芍，留饮欲去逐水消，
脉伏自利心下满，相反配伍功效高。
十枣逐水效堪夸，甘遂大戟与芫花，
悬饮内痛咳胸满，支饮邪盛用无差。
小青龙汤最有功，风寒束表饮停胸，
辛夏甘草和五味，姜桂麻黄芍药同。
大青龙汤功效好，麻桂杏草膏姜枣，
发汗解表清里热，亦治溢饮汗出少。
木防己汤参膏桂，补虚清热兼利水，
膈间支饮喘满胀，心痞脉沉此方摧，
若见痞实便燥结，膏变硝苓病可回。
泽泻汤乃冒眩方，泽五术二共煎尝，
心下支饮呕头痛，降逆止眩此方良。
厚朴大黄汤枳实，疏导胃肠荡邪实，

支饮咳逆不得卧，腹满便秘只恐迟。
小半夏汤用生姜，化饮降逆温胃阳，
心下支饮呕不渴，呕家祖方显效强。
再加茯苓能利水，呕痞眩悸一方尝。
逐饮已椒苈黄丸，前后分消善攻坚，
肠间水气腹鸣胀，口干便难脉滑弦。
五苓散内用桂枝，泽泻二苓白术施，
下焦饮逆悸眩吐，太阳蓄水与水逆。
桂苓五味甘草汤，平冲化饮更通阳，
支饮尺微肢厥逆，头眩气冲亦可降。
苓甘五味姜辛汤，寒饮咳嗽常用方，
咳嗽痰多胸膈满，温肺化饮保安康，
若见头眩与呕恶，半夏加入效力彰，
再见形肿益杏仁，大黄加入胃热戗。

文蛤清热止燥渴，头晕时发脉小数，
舌质微红生津止，千愁散尽复颜色。
栝蒌瞿麦药附苓，上燥下寒水气停，
小便不利苦口渴，腹冷肢肿化气行。

蒲灰散内用滑石，凉血化瘀利热湿，
热淋血淋小便涩，皮水身肿亦可治。
滑石白鱼血余炭，血淋腹急血尿见，
热涩赤痛脉小数，利尿止血瘀热散。
茯苓戎盐汤白术，益肾健脾湿热除，
劳淋日久腰膝软，膏淋乳脂气力无。
猪苓汤中猪茯苓，泽泻阿胶滑石并，
小便不利热烦渴，利水养阴热亦平。

风水夹热越婢汤，麻六膏八甘枣姜，
发汗散水兼泻热，善治身肿热势张，
皮水再加术四两，肺脾通健水道畅。
金匮防己茯苓汤，黄芪桂枝甘草将，
皮水阳郁肢聂动，汗利分消兼通阳。
甘草麻黄皮水方，一身悉肿无热张，
和中健脾又宣肺，表实汗法勿商量。
麻黄附子加甘草，少阴正水脉沉小，
恶寒不热下浮肿，温阳发汗化气保。
芪芍桂酒治黄汗，身体肿重汗衣沾，

状类风水当细察，调和营卫祛湿缠。
桂枝汤中入黄芪，调和营卫祛湿气，
身重身瞤腰弛痛，黄汗脉浮莫迟疑。
温阳桂枝汤去芍，却入麻辛附子熬，
通利气机治气分，心下如杯痞坚消。
金匮气分枳术汤，心下如盘堵得慌，
脾虚气滞饮停聚，散结消痞消补良。

茵陈蒿汤栀子黄，湿热谷疸用此方，
身目黄染汗不透，清热利湿退黄良。
栀子大黄枳实豉，酒疸热重湿郁滞，
心中懊憹或热痛，开郁除烦泄热湿。
补虚润燥猪膏发，血余化瘀通便佳，
诸黄日久心烦热，胃气下泄一并杀。
茵陈五苓治黄疸，茵陈末入五苓散，
湿重热轻黄不鲜，正应黄家利小便。
大黄硝石黄柏栀，黄疸热盛伴里实，
泄热通腑兼利尿，腹满汗出小便赤。

火邪桂枝救逆汤，龙牡蜀漆草枣姜，
心悸惊狂神不潜，重镇开窍温心阳。
仲景半夏麻黄丸，温阳化饮除悸烦，
水饮凌心又犯胃，心悸胃痞服之安。
吐血不止柏叶汤，温中摄血加艾姜，
马通引药降血逆，虚寒吐衄效力彰。
黄土汤用芩地黄，术附阿胶甘草尝，
温阳健脾能摄血，便血崩漏服之康。
泻心汤中有三黄，汤泡泄热消痞良，
心火内盛血妄行，煎煮顿服莫彷徨。

吴茱萸汤人参枣，重用生姜温胃好，
阳明寒呕少阴利，厥阴头痛皆能保。
半夏泻心黄连芩，干姜甘草与人参，
大枣和中治虚痞，法在调阳与和阴。
黄芩半夏生姜汤，芍药甘草大枣襄，
下利腹痛身热呕，清热和中降逆良。
吐后思水猪苓散，饮去阳复病向善，
茯苓白术健脾气，呕后调治莫等闲。

四逆汤中附草姜，回阳救逆第一方，
阴盛格阳呕下利，四肢厥冷急煎尝。
小柴胡汤和解功，半夏人参甘草从，
共用黄芩加姜枣，少阳百病此为宗。
大半夏汤参白蜜，和胃补虚能降逆，
胃反呕吐食不化，神疲便难心下痞。
大黄甘草功独特，食已即吐是胃热，
阳明热实证虽轻，通降肠腑胃家和。
茯苓泽泻汤桂枝，术芍姜草七般施，
胃反呕吐渴饮水，健脾化饮呕逆止。
吐后贪饮文蛤汤，麻膏杏草枣生姜，
清热止渴兼解表，上焦饮热自可尝。
半夏干姜浆水服，干呕吐逆涎沫出，
中阳不足寒饮盛，温中化饮呕逆除。
金匮生姜半夏汤，饮结胸胃阳不张，
心中愦愦喘呕哕，散结通阳化饮良。
橘皮汤治干呕哕，寒闭中阳手足厥，
和胃散寒降逆气，生姜同煎为要诀。
仲景橘皮竹茹汤，人参甘草枣生姜，

降逆止哕兼清热，胃虚呃逆此方良。
桂枝汤治太阳风，芍药甘草姜枣同，
解肌发表调营卫，风寒表虚第一方。
阳明胃实小承气，大黄枳朴共煎剂，
轻下热结行痞满，亦治燥矢内结利。
桃花汤中赤石脂，粳米甘草共用之，
虚寒下利便脓血，温中涩肠用莫迟。
白头翁汤治热利，黄连黄柏与秦皮，
热利下重便脓血，清热解毒凉血奇。
栀子豉汤治虚烦，心中懊憹不得眠，
反复颠倒余热扰，或见利后虚烦乱。
通脉四逆附草姜，大温救逆并回阳，
真寒假热利清谷，脉微肢厥速煎尝。
紫参汤中入甘草，清热止痛下利保，
里急后重兼肺痛，方到擒来无烦恼。
诃黎勒散治气利，虚寒肠滑矢随气，
煨用诃子涩固脱，兼能温肺止咳逆。

薏苡附子败酱散，肠痈脓成按之软，

无热脉数腹皮急，解毒排脓功效展。
金匮大黄牡丹汤，桃仁瓜子芒硝襄，
肠痈初起腹按痛，泻热破瘀消肿强。
王不留行散金创，蒴叶桑皮芩草姜，
厚朴椒芍杵作散，活血止血力偏饶。
排脓散主化痈毒，枳桔芍药共煎煮，
鸡子黄调疗诸痈，将脓未脓肿痛除。
清热解毒排脓汤，桔梗甘草枣生姜，
肺痈初溃咯脓血，消肿排脓治相当。
黄连粉治浸淫疮，清热解毒燥湿强，
临证加味不可少，肌表痛痒舌苔黄。

藜芦甘草涌吐方，风痰阻络臂肿胀，
身体瞤瞤手颤抖，辨证仍需它药尝。
转筋入腹鸡屎白，利湿清热缓筋脉，
四肢挛痛脉微弦，奇方妙治笑开怀。
蜘蛛桂枝主狐疝，辛温通利功散寒，
阴囊胀痛偏小大，时上时下脉迟弦。
甘草粉蜜缓急功，腹痛时作因蛔虫，

痛甚脉紧吐涎沫，安蛔缓痛又和中。
乌梅丸用细辛桂，黄连黄柏及当归，
人参椒姜加附子，清上温下又安蛔。

桂枝茯苓丹桃芍，妇人癥病瘀留胞，
经断漏下血晦暗，水血同治癥可消。
妊娠腹痛附子汤，茯苓术芍人参尝，
少腹如扇腹恶寒，暖宫安胎赖温阳。
胶艾芎归地芍草，养血和血酒别少，
冲任虚寒血不固，调经安胎下血消。
当归芍药散川芎，苓术泽泻腹朽痛，
哪管妊娠或杂病，疏肝理脾血水通。
干姜人参半夏丸，姜汁糊丸效非凡，
妊娠恶阻呕不止。温中散寒饮逆蠲。
当归贝母苦参丸，妊娠淋漓小便难，
养血开郁祛湿热，或加滑石男子痊。
葵子茯苓散妙方，利水通窍又通阳，
妊娠身重小便涩，恶寒头眩病宜尝。
养血清热当归散，健脾清热又调肝，

芎芍苓术一同入，妊娠常服胎可安。
妊娠养胎白术散，蜀椒牡蛎芎劳参，
健脾温中燥寒湿，胎动不安腹痛缓。

妇人枳实芍药散，产后腹痛烦胀满，
行气止痛兼活血，枳实烧黑勿成炭。
下瘀血汤䗪黄桃，干血内结产妇胞，
破血下瘀酒煎丸，亦治血瘀经不调。
阳旦汤治太阳风，产后寒热头微疼，
干呕汗出心下闷，桂枝汤方又一名。
竹叶汤中葛根防，参附桔草桂枣姜，
产后中风面赤喘，表里兼治正气彰。
竹皮大丸用竹茹，白薇膏桂草枣入，
产后虚热并烦呕，安中益气乳中舒。
白头翁汤治热利，黄连黄柏与秦皮，
热利下重便脓血，清热解毒凉血奇，
再入阿胶并甘草，妇人产后利虚极。

半夏厚朴痰气舒，茯苓生姜共紫苏，

七情郁结咽炙脔，降气化痰效桴鼓。
脏躁甘麦大枣汤，神情欲哭喜悲伤，
神灵所作数欠伸，补养心脾缓急方。
温经汤中吴萸芎，归芍丹桂姜夏冬，
参草益脾胶养血，调经重在暖胞宫。
土瓜根散蛰桂芍，少腹满痛经不调，
色暗有块月再见，作散酒服瘀血消。
妇人陷经胶姜汤，漏下色黑冲任伤，
温阳散寒固经血，方类胶艾面苍苍。
大黄甘遂汤阿胶，少腹如敦满痛消，
血水互结在血室，破瘀逐水护血调。
抵当汤用桃大黄，虻虫水蛭逐瘀强，
妇人经水闭不通，伤寒蓄血病如狂。
矾石丸中用杏仁，善治妇人白带频，
清热燥湿杀虫痒，外治栓剂祖方寻。
红蓝花酒活血气，腹中刺痛风不息，
治风本当先治血，酒剂先祖此方奇。
蛇床子散用米粉，寒湿带下痒难忍，
暖宫燥湿能杀虫，阴中坐药法堪遵。

妇人阴疮狼牙汤，清热燥湿杀虫痒，
阴痛痒肿疮蚀烂，外用汤洗不思量。
小儿疳虫蚀齿方，药用葶苈与雄黄，
牙齿蛀蚀龈肿烂，行气活血杀虫良。